U0641724

针道师承实验录

吴鲁辉 · 著

中国中医药出版社

· 北京 ·

图书在版编目（CIP）数据

针道师承实验录 / 吴鲁辉著 . -- 北京 : 中国中医
药出版社 , 2025. 4.（2025.5 重印）-- (中医师承学堂).
ISBN 978-7-5132-9395-2

Ⅰ . R245

中国国家版本馆 CIP 数据核字第 2025ZV3516 号

中国中医药出版社出版

北京经济技术开发区科创十三街 31 号院二区 8 号楼
邮政编码　100176
传真　010-64405721
廊坊市祥丰印刷有限公司印刷
各地新华书店经销

开本 710×1000　1/16　印张 6.75　字数 86 千字
2025 年 4 月第 1 版　2025 年 5 月第 2 次印刷
书号　ISBN 978 - 7 - 5132 - 9395 - 2

定价　29.00 元
网址　www.cptcm.com

服 务 热 线　010-64405510
购 书 热 线　010-89535836
维 权 打 假　010-64405753

微信服务号　zgzyycbs
微商城网址　https://kdt.im/LIdUGr
官 方 微 博　http://e.weibo.com/cptcm
天猫旗舰店网址　https://zgzyycbs.tmall.com

如有印装质量问题请与本社出版部联系（010-64405510）

前言

在开启这本书的阅读之旅前，我想先和大家聊聊一些关键的理念与思路。本书聚焦于针灸治疗相关内容，门诊中常见的病例其实还有很多，但书中并没有一一详尽举例。因为从治疗的本质来说，大多遵循着相似的原理。依据前辈的经验，以痛为腧，探寻到筋急之处，再依据看部取穴的方法，遵循气行虚空、膜－器一体的理念，施针即可。在日常交流中，我常常被问到"具体扎哪里？扎多深？"这样的问题，其实在书中已经阐述得较为明晰。针灸的刺法因理念不同，对精准度的要求也不太一样。若是按照教科书上对腧穴的定位来扎针，自然需要精确到几寸几分；但要是运用分刺法，整个分肉之间都可成为施针的区域，我个人更倾向于靠近筋急的地方，没必要拘泥于具体的分寸。要是使用决痛针，找准筋急所在是关键。筋急的找寻方法在书中有介绍。当以膜－器一体律作为指导时，整个膜都能成为施针之处。正如《宣蛰人软组织外科学·第十九章》中提到的："由于项颈部肌肉群起止点上的分布是错综复杂的，有的肌肉在后方（头半棘肌等），有的由后上外侧走向后下内侧（头夹肌等），或由后上方走向前下方（胸锁乳突肌等），因此要想精确地分清楚哪一个肌骨骼附着处损害性压痛点会引出哪个部位的传导痛，实际上是难以做到的。"所以，大家不必过分纠结于某一个精准的点位。就我个人的治疗历程而言，因为路径依赖，以前我常用软外（宣蛰人软组织外科学）的方法解决问题，现在我依然会依据软外的实践寻找筋急。不过对于一些小病，更多时候我会采用在"气行虚空"理念指导下的小针分刺法，而不再是用银质针深刺至骨面。早年，当疗效不佳时，我习惯用加法，增加治疗方法，加大刺激强度。但随着治疗经验的不断积累，现在我逐渐倾向于做减法，减少刺激强度，精简治疗方法。在同样能达到疗效的情况下，我更青睐"小"的治疗方式。黄老师（黄龙祥老师）的书并不会影响大家以往惯用的疗法，相反，大家可以根据黄老师书中的原理，减轻原来治疗中患者不必要的痛苦，摆脱一些不必要的束缚。书中的病例基本来源于门诊，在实际治疗中，并不强求患者停用其他疗法。但根据我的经验，很多疾病仅通过单纯针刺就能取得良好的疗效。最后，

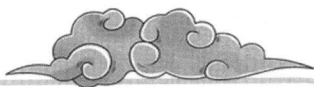

我想给大家推荐纳西姆·尼古拉斯·塔勒布的《反脆弱》。这本书中提到了"自由探索"，自由探索可能会犯一些小错误，但却有可能带来巨大的收益。在确保医疗安全的前提下，大家不妨在治疗中试试"自由探索"，说不定会有新的收获。希望大家能带着这些思路，更好地理解和运用本书中的内容。

目 录

· **师承半解，实验明理解用小针**

看部取穴 ……………………………… 4

气行虚空 ……………………………… 6

膜 - 器一体律 ………………………… 8

决痛针 ………………………………… 10

古典针灸学设方要略 ………………… 11

结语 …………………………………… 12

· **实验录**

胃病难愈先柔筋 ……………………… 15

静脉曲张？不一定 …………………… 16

做饭时可以不用戴眼镜了 …………… 17

"心"病不是一定要"关心" ………… 17

悄悄前来的"阴道炎" ……………… 18

难言之隐未必难治 …………………… 19

头痛大招 ……………………………… 21

照着镜子治疗鼻窦炎 ………………… 22

膝痛三月难入睡，切而知痛刺之安 … 23

浮针分刺止牙痛 ……………………… 24

东隅未失，复收桑榆——咽炎后愈而打鼾先除 …… 25

有可能 1 次治愈乳腺炎的方法 ……………………… 25

乳腺炎术后两月不愈 ………………………………… 27

浆细胞性乳腺炎 ……………………………………… 27

奇怪的嗓子痛 ………………………………………… 28

一个脚痛患者 ………………………………………… 29

60 年的腿痛 …………………………………………… 29

他的尿频不是肾虚 …………………………………… 30

可以穿裙子啦 ………………………………………… 31

不一样的"鼻炎"，一样的"炎" ………………… 32

久治不愈的"胸闷"，其实可能是小病 ………… 33

心悸怔忡还阳来 ……………………………………… 34

治疗痘痘很难吗 ……………………………………… 34

十年转筋终得眠 ……………………………………… 36

一针血尿止，两针尿频停，三针以善后 ………… 36

带状疱疹后的"神经痛" …………………………… 37

咳而遗溺是筋伤 ……………………………………… 39

腹痛别忘摸摸腰 ……………………………………… 39

半面痉挛寻颈侧 ……………………………………… 41

莫名眼泪可不流 ……………………………………… 42

痔的治疗目的是减轻、消除痔的症状 …………… 43

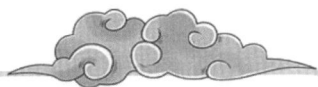

膝关节疼痛先看这里 …………………………… 44

练出来的小腿骨头疼 …………………………… 46

令人如坐针毡的"坐骨"疼痛 ………………… 47

抽动障碍去筋急 ………………………………… 47

火针治疗舌下腺囊肿，古之"重舌"也 ……… 48

排尿障碍，未必是前列腺的错 ………………… 49

从肌肉来的"三叉神经痛" …………………… 50

耳鸣、耳聋部分可治 …………………………… 51

白天犯迷糊，晚上不瞌睡 ……………………… 52

天热了，可以脱秋裤了 ………………………… 53

从不良于行到泰山之巅 ………………………… 54

脸麻无招还有招，半身麻木亦如之 …………… 55

扎完针就后悔的膝关节痛 ……………………… 56

股骨头粉碎性骨折后的"奇迹" ……………… 57

针刺 7 次摘掉 7 年无法脱去之帽 …………… 57

诊脉刺"独"治腰痛 …………………………… 59

刺"尺泽"疗背痛手麻 ………………………… 60

落枕治疗收获七个"太神奇了" ……………… 61

食已即吐，刺而痊愈 …………………………… 62

四十年胃痛闻喜讯 ……………………………… 63

缪刺巨刺各有所宜 ……………………………… 64

例行腿痒终得止 …………………………………… 65

阑尾炎？不，是 ………… …………………………… 66

大便干结募刺显效 ………………………………… 67

牙痛治心 ……………………………………………… 68

跟痛决痛针 ………………………………………… 69

肋间神经痛之决痛针 ……………………………… 70

募刺治疗饮冷腹痛 ………………………………… 72

募刺止经血 ………………………………………… 72

腰痛决痛针 ………………………………………… 73

月经不畅调三焦 …………………………………… 75

背寒如掌大 ………………………………………… 76

被冠心病耽误的背痛 ……………………………… 77

便次增多调三焦 …………………………………… 78

从"气行虚空"治疗肠易激综合征 ……………… 79

大夫，血压不会降太低了吧 ……………………… 80

膜－器一体律话眩晕 ……………………………… 81

一针见效的荨麻疹 ………………………………… 82

新冠邪留膜原宜针 ………………………………… 84

失眠 ………………………………………………… 86

腹痛半年，膀胱肿物？ …………………………… 87

歪嘴笑有可能你的肌肉忘了怎么笑 ……………… 88

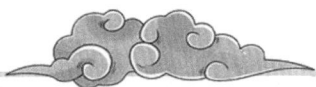

鼻炎的针刺治疗 ……………………………… 88

声音嘶哑一次显效 …………………………… 90

膜－器一体律治不孕 ………………………… 90

反酸、胃痛一针显效 ………………………… 92

调虚空治疗颞下颌关节紊乱 ………………… 92

膜－器一体律治咽痛 ………………………… 93

腺样体肥大的针刺治疗 ……………………… 94

双睑痉挛显效一例 …………………………… 95

师承半解，实验明理解用小针

虽然我觉得我在临床所用的知识，书上都能找到，没必要再赘述，但根据大家的反馈，似乎看同样的书，我关注的"点"可能与有些朋友关注的"点"不太一样。许多朋友建议我将自己的见解整理成书，因此我便着手撰写了这本书，希望对读者们有所帮助。

我本科就读于山东中医药大学，读的是针灸专业。毕业后不久，我就独立应诊，成为当时门诊唯一的针灸科医生。所以，除了在学校打下的基础外，我的学习主要靠阅读。我阅读了1万多本书，花费了大约2万小时。当年，我不断买书、读书，是书店的常客。

后来，在北京东直门医院读研期间，中国中医科学院附近有一家中国中医药出版社的中西医结合书店。几个月内，我就成为了该书店的最高折扣会员。结果，很多知情人也开始用我的名字买书，后来书店直接通知我，账号只能由本人使用。毕业后，当我再次去书店买书时，报上名字，全店员工出来一睹"真人"。此后，我主要在网上购买书籍，成为多家网上书店的最高等级会员。现如今，依然是当当网的资深钻石会员。

我从事应用针灸疗疾30余年，不断阅读相关书籍，所应用的治疗模式或针灸指导理论也不断更新。在我阅读过的书籍中，目前认为黄龙祥老师的针灸三大纲，即《经脉论还原与重构大纲》《中国古典针灸学大纲》《新古典针灸学大纲》可以解释最多的临床现象，并能切实指导临床治疗。

熊逸先生写过一本书——《孟子趣说》，其腰封上写着两句话："有多少谎言早已让我们习以为常，有多少错误早已让我们信以为真。"

熊逸先生在书中序言还写过一段话：

"以史为镜？以史为哈哈镜？

'以史为镜'这话谁都知道。可问题是，这面镜子真就那么可靠吗？灰尘擦干净了没有？镜面是不是平的？

如果我们对着一面哈哈镜穿西装、打领带，大摇大摆地出门而去……

又如果：这镜子一会儿是凸面镜，一会儿又是凹面镜，一会儿这里被贴了张招贴画，一会儿那里被记号笔涂了几句友情提示……

又如果：这镜子不再成其为镜子，而变为巫婆手里的水晶球——你能从这里面照见什么，那就全看你自己的造化了。

我能做的，也只是借你一块抹布罢了。"

中医学及针灸学中的迷雾也不少。我深知自己有局限性：一是很多书我可能也并不知晓，即便有的话，摆在面前可能也看不明白，特别是其中的错误，我大概也难以察觉。而黄老师的慧眼能够透过迷雾，用手中的"抹布"，驱散灰尘及迷雾，让我们看清楚，并使之系统化、条理化。

说实话，每次阅读黄老师的书，我都有一种豁然开朗的感觉。很多疑问在他的书中都能找到答案。但是，这些理论在临床上用起来怎么样？是不是能够真正解决临床问题？起初，我也是有些疑虑的。

张庆军老师在《经方讲习录》上说过一段话，他认为，所有的学者写的书他都相信，但是又都不信。因为只有相信，才会去学习，但学习了还要检验它是否真实。张庆军老师说，他曾检验过很多名医的经验，但实际上很多是无法重复的。

我也对黄老师著作的实用性做了一些检验，经过验证，我不得不信服。

曾有一位患者，右手食指末节皲裂2个月，裂口深度约2～3mm。当时，我想到了黄老师书上的看部取穴，便想尝试一下。手指皲裂在我这里是第1次遇到，但手指麻木我治疗过不少。大家都知道，手麻一般考虑颈项部的问题，通常会扎颈项部。所以，我给这个患者扎了颈项部。结果扎了1次，患者基本痊愈，创面几乎就长平了，再扎1次就完全恢复了。

还有一位患者，患新冠后出现右手食指肚褪皮，持续了2个月。看部取穴应用同样的方法，1次痊愈。从这两个例子可以看出，黄老师指出的规律是真正的规律，不仅能解释以往的现象，还能指导临床治疗未知问题。

《中国古典针灸学大纲》出版后，我就带领科室同仁阅读，大家感觉分刺很有道理。但是，我科有年轻医生对分刺有所怀疑，因为我们之前一直使用宣蛰人老师的软外（软组织外科学，下同）的理论，扎针较深，扎到骨面效果确实不错，所以怀疑分刺的效果。

因此，我们专门用分刺法对几个患者进行了治疗。结果第二天复诊时，患者都主动说："大夫，好多了。"我跟年轻大夫说："你问患者怎么样，有时候患者照顾你面子，说好点了，但这不一定是真的。如果患者一见面就主动说，大夫，好多了，这可能就是真的了。"那天我们用分刺治疗的几个患者，他们都表示"好多了"，这样我们就不得不信了。

用募刺治疗肠易激综合征也是这样。以前听说肠易激综合征不太好治，但我用募刺法治了几例，发现效果还是相当不错的。

为什么说是"半解"？因为黄老师书中内容丰富，我恐怕只是"一知半解",但仅凭这"半解"的内容,在临床中就能够解决我在门诊遇到的大部分问题。如今,我仍时常翻阅黄老师的著作,每次都能体会到"开卷有益"。《灵枢·九针十二原》说:"小针之要,易陈而难入。"全部实验所有内容有难度,希望大家谅解我的实验只涉及部分内容。

在这里,我先简单介绍几个对我临床影响最大的原理、规律或方法。书中的病例基本离不开这几个原理、规律或方法。

·看部取穴·

黄龙祥老师在《黄龙祥看针灸》中指出:"西药针对病,中药针对证,针灸针对部位。西药治病,病同则药同;中药治病,病同证不同,治亦不同;而针灸治病,凡在特定穴所作用的特定部位内,无论什么病,什么症状,还是什么证型,皆取该穴而治之。明代《针灸大成》把针灸治疗这一特点概括为'看部取穴',即根据病症所在的部位选穴治疗。"

黄老师在《图说中医·针灸》中再次强调了这点,而且黄老师此前此后多篇文章、多部著作多次提到此观点。黄龙祥老师在《腧穴主治的规范化表述》一文中指出:"腧穴主治的表述,其主要模式为用特定部位概括,或者在所概括的'部位'下列举成熟、常用的病症。"黄老师引用清代《循经考穴编》为例:"丝竹空:主目疾,主头风。又主一切头面眉目或肿赤或痒麻,及面掣眉跳,目内红痛。"并加按语:此处"或肿赤或痒麻,及面掣眉跳,目内红痛"是对"一切头面眉目"的举例,以下同。再如"睛明:主一切目疾:眼红肿痛,迎风冷泪,内外翳障;光明:一切目疾"。

从西医学入手的宣蛰人老师也有类似的表述。如《宣蛰人软组织外科学》指出，头昏、头紧（若戴紧帽样）、眩晕、恶心、呕吐、猝倒、脑鸣、全身不稳感、乘船感、晕船、晕车、记忆力减退、前额痛、眉间痛、偏头痛、全头痛等颅脑征象；鼻腔不适、流涕、鼻塞（若重感冒样）等鼻部征象；吞咽不适、咽喉异物感、咽喉干痛、慢性咽喉炎、暂时性声音嘶哑等咽喉征象；耳鸣、耳痛、耳根痛、耳根拉紧感、听力减退、耳聋等耳部征象；口水少或流涎、严重口腔溃疡、牙龈浮肿、牙根痛（拔牙后仍痛）、舌增粗、舌麻木、口开不大、说话不清楚、下颌关节发响等口腔征象；面抽搐、面颊麻痛、"三叉神经痛"、面瘫等面部征象等，多是由于枕颈部软组织损害性压痛点，加上肩胛提肌或锁骨上窝软组织在颈椎横突尖的损害性压痛点共同引起，治疗时也是针对同样的部位。软组织外科学从大量的临床实践中验证了"看部取穴""诊疗一体"。

黄强民先生《肌筋膜触发点诊疗技术实训教程》中，用治疗牵涉痛思路治疗皮肤病，也可看作"看部取穴"的体现。朱镜先生的《触发点疗法临证指引》在我看来，更是处处体现着"看部取穴"。

同样部位的病采用同样的治疗方法，对于未曾治疗过的病，在确定风险可控后，可参照同样部位有成熟治疗经验的病症进行治疗。虽然黄老师早已指出："针灸治病，凡在特定穴所作用的特定部位内，无论什么病，什么症状，还是什么证型，皆取该穴而治之。"但我当时只是看过，觉得有道理，认为是个解释性理论，多年后才恍然大悟，这不仅是解释性理论，更是真切的诊疗规律，可用于指导临床诊疗。明白之后，突然发现自己一下子很多病都会治疗了，或者原来可治的疾病多了一种治疗方法，多了一种思路。

·气行虚空·

"气血"是古典针灸学的逻辑起点,"人之所有者血与气耳""气之不得无行也,行而不得无道也",虚空即气行之道,同时也是邪客之所。躯体最大的虚空是分肉之间,胸腹腔是体内最大的虚空,也即三焦。根据气行虚空规律,古人创造了两类刺法。

一曰分刺。

"分刺",即以针刺皮下肉上之分间——分肉之间而得名。分刺适宜于经筋病。

"寒留于分肉之间,聚沫则为痛"。"风寒湿气客于外分肉之间,迫切而为沫,沫得寒则聚,聚则排分肉而分裂也,分裂则痛"。分刺法应用先在于痛证,又延伸到由肌肉引起的诸多病症,与《黄帝内经》经筋病相合。

经脉伏行于"分肉之间",此为躯体部的最大的连续虚空,是为卫气所行的主干道,也是邪气住留的地带,而且气穴的"底"在分肉之间,古典针灸中绝大多数有固定位置和名称的"经俞"——脉腧和气穴,其常规的针刺层次都应当控制在"分肉之间"。

《黄帝明堂经》所载349个腧穴的针刺深度,除了少数出于骨空和其下无肉的任脉上之脏腑募穴外,针刺深度几乎都在3~5分,恰好相当于"分肉之间"。

分刺是古代针刺的常规方法。《灵枢·官针》中有多种基于分刺标准的定式刺法,如浮刺、直针刺、齐刺、扬刺、傍针刺等,现代还有腕踝针、浮针等分刺法。《素问·调经论》提到:"病在肉调之分肉。"《新古典针灸学大纲》第54条也指出:病在肉,刺分肉间,以分刺法。黄老师指出:"对于今天的针灸人而言,病在肉不刺肉而刺分肉之间似乎难以理解。因为当今针灸临床针刺最多的部位就是肌肉,如果说勿刺肌肉，今天的针灸医生恐怕会不知所措。"

分刺法的优势如下：

1. 疗效够好。

2. 患者痛苦小。针至分肉之间针感小，患者舒适度高。

3. 安全。由于针刺的深度，安全性不言而喻。

4. 自由度高。针至分肉之间，对于进针点的精度要求较低。

一曰募刺。

分刺法出现提示针刺思路和视角的转变：从刺五体转向刺五体间，从刺实体转向刺虚空。三焦针法的核心技术"募刺法"的诞生，都与这一思路和视角的转变密切相关。这里的三焦是指五脏六腑之府。三焦针法在刺法上需要深刺达腹膜，甚至穿过腹膜，因其取穴以脏腑、三焦之募为主，故黄龙祥老师称之为"募刺法"。募刺法包括刺内脏之膜和刺内脏之募。

在《黄帝内经》之前，关于针灸的治疗皆曰"针灸治其外"，即针灸只能治疗外在的躯体之病，而不能治内在的脏腑之病。"长针"的发明，使得古典针灸改变了"针灸治其外"的旧观念，而深入到体内，突破针刺禁区的正是"长针募刺法"——深刺脏腑募穴。东汉时中国最早的一部腧穴专书《黄帝明堂经》所载349穴中，针刺深度最深的部位正是募穴和骶部骨空穴所在。

募刺法的发现，主要不在于工具的进步和技术的突破，而在于观念的突破。

《黄帝明堂经》只记载募穴的针刺深度，未详明具体刺法。而依据《黄帝内经》散在的记载可知腹部刺法的特点——以手坚按定穴，徐徐直刺不捻针。黄老师指出募刺法的安全操作的要点：左手拇指于刺处重按向腹里，中指无名指轻抵腹表，食指与拇指相对，右手紧握针，于左手食指拇指间徐缓直刺进针，遇强抵抗时不可强行推进。

黄老师在《中国古典针灸学大纲》中提到："对于某些特殊部位的针刺，例如深刺眼部的眼针，当下通行的锐尖毫针的弊端暴露无遗，于是常用眼针的针灸医生会委托厂家定制圆尖的毫针。"

黄老师认为："未来中国针灸要想在与西医学神经刺激疗法的竞争中获得优势，需要重拾募刺法，并研制出更适用的针具，规范操作，提升安全性，以利推广。"大家知道刀用久了会钝，针也是这样，有些医生针刺眼部穴位会采用反复使用过的旧针，以减少出血的机会。所以我认为募刺在没有专门针具以前也可以借鉴此法。

关于腹部深刺的安全性，多篇文献有不同的观点。针刺之时仍需谨慎。做好疾病安全性评估后，采用针尖圆钝之细针、缓缓直刺进针，避开容易损伤的脏器，可减少风险。

·膜－器一体律·

膜－器一体律是黄龙祥老师从万物第一性原理、生物第一性原理推导而来。具体推导过程请看《新古典针灸学大纲》。

膜，指包膜、隔膜、系膜、网膜等。器，指一切实质结构如肌肉、内脏器官等。

人体基本结构功能单元是膜－器一体，组织、器官层面的结构也是膜－器一体。肌肉与筋膜一体，内脏与筋膜一体。一切实质器官的病症，皆可从膜论治，这一规律被古典针灸学2000多年的实践反复验证。

再推而广之，腹壁可以看作腹腔脏器的膜，胸壁可以看作胸腔脏器的膜，而胸腹壁的"分肉之间"又可以看作胸腹壁的膜。

理解了这一规律则很多问题的解决方式就自发呈现。

打个比方，很多病可能只是衣服皱了，并不是真正的器质性问题，但是它影响脏器的功能。所以有些诊断，不论是患者说的还是其他医生说的，都需要再次确认。一定要详细问诊，仔细查体，认真思考。判断是不是可能只是衣服皱了或者是否可以通过治疗"膜"影响"器"。

我们治过曾被明确诊断的一些疾病，包括但不限于梅尼埃病、脑梗死、青光眼、脑供血不足、过敏性鼻炎、冠心病、胃炎、胆囊炎、阑尾炎、结肠炎、尿路感染、痛经、经前期头痛、盆腔炎、附件炎，还有一些症状如不孕、月经失调、行经不畅，月经淋沥等，经过几次或多次分刺或募刺解决了衣服问题，把"膜"调好，或通过治"膜"，就解决了"器"的问题。

再看《针灸学》教材治疗内伤咳嗽和哮喘取穴肺俞、中府，心悸取厥阴俞、膻中，呕吐取胃俞、中脘，除了俞募配穴外，也可以看作脏病治膜。

肌肉－筋膜一体除从"病在肉调之分肉"理解外，还可以从激痛点的浅干针治疗理解。

《肌筋膜疼痛触发点的诊断与治疗》提到西方的浅干针疗法对肌筋膜触发点的镇痛有明显效果。其方法很多，但应用最多的方法是，找到肌筋膜触发点，在触发点周围，对着触发点以15°～45°将多根针斜刺入皮下，留针8～15分钟。

许多经验表明浅干针技术是可信的。浅干针疗法是和深干针疗法相对而言。早期西方应用干针深刺至肌肉的最大压痛点，即现在所称的肌筋膜触发点，认为对于肌筋膜疼痛具有很好的疗效，但发现这样是一个非常疼痛的治疗方法，而且容易破坏相邻的结构，包括神经和血管。所以有学者建议以浅干针疗法代替深干针疗法，而且大量的病例证明浅干针与深干针两法具有相同的疗效。

目前我治疗肌肉疾病首选刺分肉之间的分刺法，分刺不愈再换用决痛针等方法。

·决痛针·

《针经摘英集》曰："凡痛勿便攻之，先以正痛处针之，穴名天应穴，针名决痛针。针讫以手重按捻之，而随经刺穴即愈。谓痛捻之发散，荣卫流行，刺之速愈也。"

黄老师在《中国古典针灸学大纲》中总结"决痛针法"操作的完整步骤：

第一，按寻结筋或无结筋仅有高张力区而按之极痛处。

第二，有结筋作痛者，以左手按压固定勿使动移，右手持粗毫针或圆利针贯刺结筋，患者出现"疼极""酸痛不可忍"的反应，即刺中结筋，则可获"必效""神效"之疗效；若只寻得高张力区而未见结筋，但在高张力区某一点按压，"患者龇牙咧嘴，惊颤变色，若疼不可忍"，则以圆利针或粗毫针卧针向最痛点平刺或斜刺。

第三，刺毕，须用手重捻按痛处以增强疗效，再于相关经脉本输处毫针调血气令平以收功。关于针刺治痛于刺后揉按在《黄帝内经》已有多处示范。

个人一般依据软外规律性压痛点寻找"正痛处"，根据疼痛范围进行痛点区域内捣刺至骨，刺毕按揉。《新古典针灸学》指出"节之交"是血气神出入于虚空之所，特指两段物体的连接处。软外压痛点在肌肉的骨骼肌附着处，是属"节之交"之筋骨之交。

分刺不愈之疾常以决痛针法获效。

·古典针灸学设方要略·

在这里转录一下黄老师《中国古典针灸学大纲》中的设方要略。

1. 先去血脉。

——此为最高优先级别的设方原则。

2. 先据病应设方。

——用望诊、触诊方法先察"病应"，诊有应穴者则先取应穴，无应穴则根据分部理论设方。设方除了以"病应"为腧，还有一种以病应之应为腧——使"病应"消除的腧，相当于今人所说"有效点""反阿是穴"等。

3. 先取先病者。

4. 先取上一层分部。

——如见多个部位症状，又难以确定出现的先后，例如脾、胃、肝、胆皆有症状，先后难分，难以确定病位是一个还是四个，以及确切的病位在何处，这时可从脾、胃、肝、胆的上一层分部"中焦"或上二层分部"三焦"取穴设方。

5. 诊、设方、施治皆无误而不效者，外察血脉、结筋，内诊积，先去结络、结筋，先除积，结去积除再察脉应和病形，重新设方施治。

6. 取穴多少依病位多少。

——无论病症多少，多么复杂，只要判定病位只一处，且血气不和的状态只是单纯偏虚或偏实之一种，则可一穴治之。例如病位在胃，且足阳明脉只是虚或实，则可只取足三里或中脘，补虚泻实即可；如果病在胃，而足阳明脉实，足太阴脉虚，则需要阴阳脉各取一腧，补虚泻实，并根据阴阳脉盛衰的程度决定补泻之多少。

切记：不依病位多少及血气不和的状态，盲目多取穴，不但无益，有时反而会适得其反。

不过实际临床中我的很多患者都已经接受过了一些治疗，所以我在临床中一般直接从第五步开始。《中国古典针灸学大纲》的设方原则有"先通血脉先柔筋"，我一般习惯先柔筋。根据我的经验，筋柔之后，气血自调，所以调气血的步骤，我一般省略。急性轻浅之疾才从脉刺调气血开始。

针灸治病"先柔筋"。对于柔筋，黄老师推荐了《黄帝针经·经筋》以及现代的《肌筋膜疼痛与机能障碍：触发点手册》等书。《肌筋膜疼痛与机能障碍：触发点手册》现在出了第三版，以前的第二版也可以看看。对于触发点书籍还推荐一下《肌筋膜触发点诊疗技术实训教程》，另推荐黄老师书中多次提到的《宣蛰人软组织外科学》。《触发点疗法临证指引》也可以参考。

黄老师指出以痛为腧，"痛"并不是指症状所在，而是指"病"所在。由于便于记忆，本人经常使用《宣蛰人软组织外科学》寻找压痛点，以痛为腧治疗疾病。如果应用分刺法，软组织外科学与触发点学说实际取穴相仿。后面几本本土著作除了可以指导发现"结筋"外，还有助于理解黄老师挖掘出的诊疗规律，如看部取穴、膜－器一体律、通用方等，治疗方式则可以根据情况采用"三大纲"中的分刺与决痛针。

· 结语 ·

黄老师说中医针灸存在的价值在于疗效及疗效的确定性，而疗效的确定性及可重复性的保障在于对疾病诊疗规律的挖掘。

我应用黄老师挖掘出来的诊疗规律，临床应用效果确实，而且感觉利于学、便于传、易用难忘。

黄老师书中有云："我的工作是想把今人极端复杂的古代医学

思想重现其简单性，而不是在今人复杂化的基础上使之进一步神秘化。"有年轻医生跟我学习，真学真用，很快也就能治疗很多久治不愈的小病。

古语有"半部《论语》治天下"，我觉得三大纲也差不多。三大纲这么多内容，我全部掌握也不大可能，但我用自己以为掌握着的这4条治疗疾病就感觉很自如，虽然不一定"你以为你以为的就是你以为的"，但感觉很多病就会治了，虽然不可能治疗所有的病，但是很多以前心里觉得没有数的病，现在就可以治疗了。

本章快要结束了。再讲一个故事。

周国平说自己的文章屡屡被印在语文试卷上，要求写中心思想、段落大意。1次应一位学生的邀请亲自作答，结果对照标准答案，他只答了69分，"那位同学跟我说，他还得了71分呢"。"标准答案"怎么理解周国平的文章，周国平说了不算。

黄老师的著作写出来了，怎么理解？黄老师也控制不了。我理解得对不对？我也不是很确定。但是内容肯定是不全了，很多内容没有提到。所以希望诸位老师还是学习原著，反复学习原著。我反正读了一遍两遍、十遍八遍，感觉还是学不透、记不全的。还是以原著为准。除了系统复习，经常随手翻翻，也常有意外收获。

我书中病例，可能病情比较轻浅，正在黄老师说的针灸最有优势的地带，即病邪突破分肉之间，向里深入之前。所以疗效还可以。

很多病我还是治不了的，还需要进一步实验明理用小针。

当年我用过针刀、银质针、浮针、拨针、圆利针，还有其他书上有的很多针法，但当年用得最多的是软组织外科学理论，由于路径依赖，现在使用黄老师针灸学理论依然会有明显软外的影子，多依软外压痛点分刺柔筋。

实际上黄老师的针灸学理论是从古今真实有效的针灸学实践中总

结提炼而成，有效的方法自然可以在其中能够找到相似之处。而黄老师不同弟子因为路径依赖，个人体会会有不同，可以形成不同的针刺风格，比如《针经知行录》的作者陈晓辉就与我有所不同。

实验录

· 胃病难愈先柔筋 ·

经常有久治不愈的胃病患者求诊。

先看一个病例。一女性，45岁，胃脘不适，烧心泛酸多年，胃镜检查显示糜烂性胃炎、胆汁反流性胃炎，服用多种药物治疗未愈。检查腰椎横突处有明显压痛。于是我在腰部压痛区域针刺之。不规则间断针刺两月余，诸症消失，复查胃镜已无糜烂及反流。

再说一个例子。男性57岁，胃脘不适20余年。每晚大把服药，依然胃脘不适，影响睡眠，在腰背上相应区域针刺1个月，停服药物，无不适，可安然入睡。

慢性疾病首先考虑有结筋或筋急。我一般依据《宣蛰人软组织外科学》发掘的规律性压痛点寻找。《宣蛰人软组织外科学》一书中明确指出腰椎横突尖压痛可以引起腹胀、反酸、嗳气、食欲不振、胃纳不佳等征象。《宣蛰人软组织外科学》还指出横突尖压痛，极大多数患者属腰部深层肌软组织损害的继发因素。治疗时需一并治之。

胃部不适，刺腰背而愈，从《新古典针灸学大纲》中的"膜－器一体律"来理解会更简单。比如鞋与脚，脚不舒服除了关注脚，更应该关注鞋。胃不舒服首先要关注容纳胃的容器，就是腹腔，而调整腹腔要从腹腔壁入手，宣蛰人老师关注腰背，触发点学说还关注腹部诸肌，而古典针灸学有俞募配穴，前后可以同取。

·静脉曲张？不一定·

单独说"静脉曲张"，一般指的是下肢静脉曲张。本病多见于从事站立工作或体力劳动的人，一般以中、壮年人群发病率最高，临床表现早期仅有患肢酸胀、乏力、沉重等症状，浅静脉轻度扩张、显露，后期可因静脉瘀血而引起营养障碍，色素沉着，在足靴区并发经久不愈的顽固性溃疡。并发下肢溃疡，中医称之为"臁疮""老烂腿"等。

患者下肢酸胀沉重，加上可见的静脉迂曲，一般会被诊断为"静脉曲张"。但实际上下肢筋急也可以引发此类症状。特别是有的患者做过静脉曲张手术，但依然有小腿沉重不适，这种就要考虑筋急引起气血不畅。

一女性患者，自诉被诊断为静脉曲张，下肢酸沉不适。查下肢可见迂曲静脉，但有腘窝压痛，遂在压痛点针刺之。第二天反馈说，原来腿像灌铅一样沉，拖不动，针刺后就感觉轻快了，像没腿一样，几次治疗后下肢酸沉感消失。

"感觉像没腿一样"这句话可以在治疗中经常听到。

如果有下肢酸困、沉重等症状，不妨先从经筋的角度去考虑一下。下肢沉重，臀部和腘窝部必须触诊检查，也可以检查下肢触发点。首选分刺即可。

·做饭时可以不用戴眼镜了·

一个老人家因为肩臂痛来诊，说以前视物模糊，做饭有需要戴眼镜的毛病，经过针刺治疗后至今没有再犯。现在看得清楚，做饭不用戴眼镜了。

视物模糊的患者我也治过不少，有眼胀、眼痛等其他症状的患者我也治过不少。

一个患者头痛眼胀，眼压升高，眼科医生初步诊断是青光眼，患者比较信任我，故来求诊，针刺后症状消失，眼压正常。几个月后因为其他疾病来诊，说此后一直无眼胀痛的症状，眼压正常。

《宣蛰人软组织外科学》指出颈椎棘突旁的软组织如项韧带、斜方肌、头半棘肌等在枕骨附着处、颈椎后关节附着处和颈椎棘突旁肌肉及筋膜本身的无菌性炎症病变可以引起眼胀、眼眶痛、眼球痛、视物模糊、视力减退、多泪等症状。

触发点疗法则要考虑颈、面、眼周诸肌。《宣蛰人软组织外科学》或触发点学说可以帮助寻找"结筋"或"筋急"，具体刺法可以依据古典针灸学首选分刺，刺到分肉之间即可，如不愈再选决痛针治之。

当然由于眼科的专业性很强，在针刺治疗之前一定要请眼科医生看过，无严重眼科疾病再寻求针刺治疗比较好。

·"心"病不是一定要"关心"·

胸痛、胸闷、心慌要考虑什么问题？冠心病肯定是其中的一个答案，而且是必不可少的一个答案。但仅仅考虑冠心病也是不全面的。

一个青年男性胸痛半年，已历经多医，来问我可以治疗冠心病吗？

问诊之后，一查体，背及肋骨上有明显压痛，于是针刺之。结果3个月后患者再来，说上次1次治疗，3个月没有疼痛，现又有发作，再来求治。一检查还是老毛病，与心无关，刺之而愈。

还有一个老年男性，冠心病支架术后，胸痛，影响睡眠。仔细问诊，查体后发现颈项及胸壁有压痛，寻压痛点刺之，很快疼痛消失，可以安睡。

还有一个青年女性患者，曾经有心律不齐2个月，中西药物并进而不愈，经我予6剂小柴胡汤合炙甘草汤而愈。过了一段时间又来求诊，诉期前收缩又现。问诊及体检发现左肩背疼痛，于是未予药物，寻压痛刺之而愈。

宣蛰人老师指出，颈背肩部软组织有损害的一些病例常会出现心电图检查的阳性体征，其被诊断为冠心病者，为数不少。

根据《新古典针灸学大纲》膜－器一体律，胸壁有疾可能还会影响心脏功能，遇到此类问题应当检查胸腔前后及侧面之壁。

治疗之前一定要排除心、肺、纵隔等的严重疾病。

· 悄悄前来的"阴道炎" ·

一个患者朋友打电话，欲言又止，说自己得了阴道炎，在诊室不好意思多说，希望电话先说说病情，以避免就诊时的尴尬。

原来患者劳累后出现了瘙痒、白带增多等情况，看过妇科医生，诊断为阴道炎，已经治疗过，但没有好转。故先打电话问问我可以治疗吗？这种治而不愈的妇科问题，应首先考虑有筋急存在，筋急在则治难效。于是约好时间门诊诊治。

患者来到诊室，由于病情已经了解，就直接进入查体程序。一检查果然在腰椎横突查到明显压痛。以痛为腧，针刺之。结果刺而有效，几天就症状消失了。

老年、中年、青年女性由于软组织问题引起的类似妇科问题很常见，找到方法其实也不难治。

古典针灸治病程式是柔筋通脉和气血，慢性疾病首先柔筋。不论是按宣老压痛点还是按触发点学说，找到"筋急"，分刺或决痛针治之即可。"筋急"去，气血可自和。如用分刺法，其实可以在"筋急"高发区域直接分刺即可。宣老有常规布针，黄强民老师有组合针法。在我看来宣老常规布针、黄强民组合针深刻体现着看部取穴、膜－器一体律。

·难言之隐未必难治·

临床上有时会有患者悄悄地问，那个什么问题能治吗？到底什么问题啊？仔细一问也没什么大问题，只不过个别患者自己不好意思张口罢了，都是些常见病，也没什么大事。

一个老年女性，下腹痛患者，被诊断盆腔炎1周，服药、输液没见显效，来我这里一检查，腰椎横突尖压痛明显，针刺1周痊愈。其后又因心悸怔忡来诊，老病未发，新病亦愈。

还有一年轻女性，自述子宫口处不适，我也没问出到底是怎么不适，被诊断为衣原体感染，已经辗转治疗半年。针刺了1次也就见效了，不过断断续续针了几个月才痊愈。复查衣原体也没有了，好几年了也未复发。

一例患者，月经淋沥不尽，中西医治疗2个月未愈，检查也是腰椎横突尖压痛，刺之，两次，痊愈。

一个老年女性患者，反复尿路感染，尿频、尿急，尿常规可有相应变化，长期服用抗生素。头次来诊，针刺几次后症状缓解，即停用抗生素，半年余未发作。其后再作，又针刺几次，症状消失。

另有一女性尿急、尿痛1周，被诊为下尿路感染，予抗生素静点，症状略有减轻。就诊时尿急、尿痛、腰痛，尿常规可见红细胞及白细胞。查体：右第3腰椎横突尖及臀中肌压痛，耻骨联合压痛。予压痛区域针刺多针，1次显效，二次症状基本消失。复查尿常规正常。

再有一个老年女性，被诊断为尿路感染两月余，自己觉得难以启齿，有想寻短见的想法，如法治了几次也就痊愈了。

不仅是女性，男性的尿频、尿急也可如此治之。

一例老年男性80岁，每晚起夜7～8次，基本无法入睡。超声诊断为前列腺增生。在腰骶臀针刺两次后起夜次数减半，可以睡几个小时。虽然我对疗效还不满意，但患者已经满意了。半年后再见疗效还得以保持。

这些问题的症状有同有异，但有统一的地方，就是部位相同。这就可以根据黄龙祥老师在多部著作反复提及的针灸取穴特点"看部取穴"来做类似的治疗。同样部位的病同样治疗。柔筋通脉调气血，慢性疾病首先柔筋。

宣蛰人老师指出，腰骶部深层肌及耻骨周围软组织损害可以引起痛经、月经不畅、女性不孕、尿频、尿急、下腹痛、男女生殖器疼痛等多种征象。以上诸疾除了可以选用秩边透水道外，还可以在宣老指出的筋急处分刺。

宣老认为软外能治的是软组织损害相关征象，而非原发病。而根据新古典针灸学"膜-器一体律"，原发疾病也是这样治。

·头痛大招·

当年跟儿子"小吴大夫"学了个词叫作"出大招"，感觉很厉害的样子。

头痛是临床常见的症状，病因繁多，神经痛、颅内感染、颅内占位病变、脑血管疾病、颅外头面部疾病以及全身疾病如急性感染、中毒等均可导致头痛。但我这里最常见的是软组织问题引起的头痛，或者说筋性头痛。这种头痛轻症有自愈倾向。但也有一部分迁延不愈。迁延不愈就要出大招了。

某日一患者——"他"来治疗膝痛，说起另一个头痛患者——"她"。"她"40岁左右，是"他"介绍而来。她头痛近20年，基本上是"不在愁中即病中"，基本上头痛不离身，痛的时候多过不痛的时候，痛起来那是天昏地暗，愁云惨淡。

她听说后即坐100余千米的公交车过来。针刺了两次，就回去了。几月之后又来了，说回去之后20余日没疼，此后再疼，疼痛也轻了，现在疼痛加重，她就又来了。于是又针刺了两次。然后又很久不见了。

今天他说，她因为是他介绍来的，所以他专程去问了问她，说她现在很好了，大多时候不痛，偶有轻微头痛，很快可以缓解。简单说就是头痛20余年的患者现在感觉不错。

还有一个小患者头痛，11岁，疼了几年了，求治多方多地，疼起来要用头撞墙。治了几次也就痊愈了。

例子不多说了，说大招。说是大招，实际上一点也不大，简单有效，说大招是说其疗效不错。依然是柔筋通脉调气血，首先柔筋。筋柔之后，气血往往自调。

宣蛰人老师指出枕颈痛、枕部麻木、头顶痛等多由颈椎棘突旁的软组织如项韧带、斜方肌、头半棘肌等在枕骨附着处、颈椎后关节附着处和颈椎棘突旁肌肉和筋膜本身的无菌性炎症病变所引起。枕骨旁痛、太阳穴痛、偏头痛多由胸锁乳突肌损害或头夹肌损害以及肩胛提肌损害或锁骨上窝软组织（主要是前斜角肌）损害引起。头昏、头紧、眩晕、前额痛、眉间痛、偏头痛、全头痛多由枕颈部软组织损害性压痛点加肩胛提肌或锁骨上窝软组织在颈椎横突尖附着处的损害性压痛点共同引起。

治疗方法就是把这些相关压痛点以分刺或决痛针治之。头痛用黄强民老师总结的颈八针，颈后八针也没问题。用颈项部腧穴也是可以的。关键是用分刺法，刺在分肉之间。分刺不愈可以寻找压痛点用决痛针，柔筋与通血脉均在其中。不用决痛针，用燔针也可以，交替使用也行。燔针在柔筋的同时可以温通血脉。

黄老师指出，不同针法对精准度的要求不同。分刺对精准度的要求是刺入分肉之间即可，而决痛针要求准确刺到筋急所在。

· 照着镜子治疗鼻窦炎 ·

我自己得过不少病，得一个病有一个病的体会。《左传·定公十三年》曰："三折肱知为良医。"鼻窦炎就是其中之一。

那是我毕业实习的时候，正在医院和老师一块儿值班，就感觉身上乏力、发冷，一量体温 38.5℃。就向带教老师请了假回到了宿舍。根据感冒病史，结合鼻塞、流脓涕、面颊痛、发热、右上颌窦区压痛的症状和体征，研究了一阵子，才给自己诊断明确，原来自己是鼻窦炎中的急性上颌窦炎。

诊断明确了，怎么办？虽然我在医学院校上学，但其实看病也不是很方便。又研究了一番中西医书籍，决定给自己针刺治疗，找来酒精、针灸针，还有非常重要的镜子。照着镜子给自己扎上了太阳穴等相关穴位。太阳穴向下方要扎到颧弓里面，这样能离上颌窦的后面近点。效果还是不错的，针1次，退热，针刺了5天就痊愈了。

此后也治疗过一些鼻窦炎患者，效果都还不错。

一个27岁青年女性来诊，无精打采，身着重衣，形冷畏寒。诉发热两周，一直输液，伴鼻塞，流黄脓涕，检查上颌窦区压痛。刚量过体温38.6℃。考虑鼻窦炎。先火针点刺大椎，再针刺太阳、四白、下关、风池、风府、完骨诸穴。火针点刺结束患者即感舒适，精神好转。回到家中体温降至36.8℃。复诊时说，中医太神奇了，来时38.6℃，回家就变36.8℃。此后体温一直未再升高。针刺数日诸症消失。

还有一个10岁的小妹妹，鼻塞、流黄脓涕、头痛已经用他法治疗两个月，鼻孔内可见数个疖肿，上颌窦区压痛、口鼻之间因长期擦涕而色红。头几日家长陪同，以后每日放学独自前来针刺。针刺期间配合良好。针刺两周，10次，而诸症逐渐减轻以至消失。

鼻窦炎针刺治疗既没有刺入鼻窦，又没有抗菌药物，为什么效果不错呢？从膜-器一体律考虑就很简单了。可以把鼻窦当作器，鼻窦周围组织当作膜，把鼻窦周围组织调节好了，鼻窦炎就可能痊愈。鼻窦周围诸穴太阳、四白、下关，以及颈项诸穴均可选用。

·膝痛三月难入睡，切而知痛刺之安·

中医讲究望、闻、问、切。西医学讲究视、触、叩、听。二者都有一个切（触）诊，切诊在临床上有着重要意义。

著名外科学家裘法祖在《中国医院》中国名医论坛上写了一篇文章，回忆自己的行医生涯："有一个女患者肚子不舒服，我给她做了腹部触诊，她就说'您真是个好医生啊'。我奇怪，她说：'我看过五六个医生了，从来没有医生摸过肚子。'说完她差不多流眼泪了。"

触诊对患者的心理安慰是一方面，对患者诊断和治疗提供巨大帮助是临床医生更看重的方面。

中医切诊包括切脉和按诊。按诊之法在《黄帝内经》中屡屡应用。按诊目前在临床应用较多的是压痛的按诊。

一位70岁老人家来诊，已经做过膝关节CT，示：膝关节骨质增生。诉右膝关节疼痛3个月余。一检查，疼痛在膝关节内侧，压痛点在胫骨内侧髁。这是临床上非常常见的问题。这个疼痛和骨质增生没什么关系，于是我在压痛点针刺，结果次日复诊说，昨晚终于睡着了。以前因为疼痛而夜不安卧。

这个问题治疗简单，以痛为腧，刺之即可，燔针劫刺效果更佳。燔针劫刺可以看作决痛针加温针，不过对于小病，分刺即愈。

· 浮针分刺止牙痛 ·

一例牙痛患者，自诉痛不欲生，浮针法在腹部向牙刺之，针入而痛止。

还有一个患者在根管治疗术第1次治疗后，依然疼痛难忍，满面苦容，在颈下直对患处施以浮针，针入而痛苦貌消失，此后患者在牙科复诊换药之后疼痛都要来扎1次浮针，直至牙科治疗结束。

浮针可以看作分刺的一个独立分支。为什么我认为浮针是分刺的分支，而不是反之？因为有时有些小毛病我行分刺之时，特意将针尖朝向相反方向，如果病在分肉之间，没有入里的话，其实效果也还可以。

·东隅未失,复收桑榆——咽炎后愈而打鼾先除·

医生一不能尽愈诸病,二不能视死别生,实为憾事。但有时也会有意外的惊喜。

一个青年男性,鼻炎治好后,又说有慢性咽炎,于是刺天容穴,并在颈部软组织损害区域治疗,结果复诊时说咽炎有效,另外打鼾也好了。他自己开始是不知道的,还是午休时办公室的同事听不到他打鼾了,告诉他,他才知道。以后继续治疗咽炎,咽炎也有明显好转。直至咽炎症状基本消失,打鼾也没有再次出现。几个月后复诊依然没有打鼾。

这真是,咽炎后愈而打鼾先除,东隅未失又复收桑榆。

《宣蛰人软组织外科学》认为吞咽不适、咽喉异物感、咽喉干痛、慢性咽喉炎、暂时性声音嘶哑等咽喉征象多由枕颈部软组织损害性压痛点加肩胛提肌或锁骨上窝软组织在颈椎横突尖附着处的损害性压痛点共同引起。治疗方法就是根据新古典针灸学"膜-器一体律"和宣老总结的压痛点,把这些相关压痛点,以痛为腧,刺之即可。依然是首选分刺,分刺不愈可以用"燔针劫刺"。我认为密集型银质针疗法就是"燔针劫刺"的体现。不过一般用毫针就够了。"小针"或"微针"是《黄帝针经》的理想。

打鼾以后也治疗过几例,轻症效果还可以。

·有可能1次治愈乳腺炎的方法·

莫塔的《全科医学》在澳大利亚以绝对的成功被称为全科医学圣经,书中指出乳腺炎主要是乳腺小叶结缔组织的蜂窝织炎。通常是哺乳期妇女发病，并与乳头破损或乳汁排出不畅有关。因为感染是被局限在乳腺腺体组织间，因此不影响患侧乳房继续哺乳。

《哈佛家庭医学全书》不仅认为没有必要停止哺乳，而且认为婴儿不仅不会受到感染的威胁，而且可能通过哺乳获得一些抗体。治疗乳腺炎，这两本书都推荐了抗生素治疗。

但一些不太严重的乳腺炎，用刺血的方法也非常好。以前治疗一般会治疗多次，知道这个方法后，一部分轻症患者可以治疗一次就痊愈了，病重者需多治疗几次。

这个方法原出《杏林集叶》，用原法治疗试用多例，效果不错。后来发现无须拘泥，在患侧臂内侧散刺出血即可，双侧就取双侧刺血，可以配合灵台、肩井针刺。

一个年轻的"老"患者再次找到我，说年轻是因为年纪不大，说"老"是因为是老朋友了。原来她又得了乳腺炎，症状不是很重，乳房可触及肿块，伴发热。结果很幸运地又一次痊愈了。以前她也得过几次，用此法均是1次痊愈。但有一次我无法应诊，她用了其他方法则迁延1周才愈。

之后又来一个患者，这个比上一个看上去重点了，双侧乳腺炎，乳腺内侧红肿硬结，伴发热。予双侧刺血，还扎了肩井、灵台。结果刺后热退，红肿消失。

这也是《古典针灸学大纲》先通血脉先柔筋之法。刺血为通血脉，刺肩井、灵台可以看作柔筋法。"手之三阴从胸走手"，《新古典针灸学大纲》004条脉有俞，脏有俞，四海有俞，气街有俞，俞有上下标本，标本相应，皆脉气所发；脉之大者曰经脉，以示人体上下表里关联之常规，是谓"经脉学说"。取手三阴刺血是"标本诊疗"，也是"看部取穴"之意。胸部之疾取手三阴可也。王居易老师也有刺内关治疗乳腺炎的方法。

· 乳腺炎术后两月不愈 ·

还有一个乳腺炎术后的患者，也是用的上面同样的方法。

2016年2月6日，那是腊月廿八，第二天就是除夕。

一个老朋友带着一个新朋友匆匆赶来。原来这个新朋友乳腺炎术后创面渗出不止有2个月。患者哺乳期左乳腺炎化脓后予以切开引流，切开引流后创面渗出不止，每每浸透包扎敷料，并伴有发热，至今已经2个月。有医生建议创面渗出停止后把坏死组织切除以利于愈合，但创面渗出一直不停，怕术后再次感染而难以实行手术。其间一直应用抗生素静脉滴注治疗。

老朋友决定带这个新朋友来试试。

乳腺炎相对来说比较好治，有可能1次治愈，但到了这个程度的一般不来针灸科就诊。

不过既然来了，就按照以往经验，予左前臂内侧用针头刺血，心俞、肩井予以针刺。

第二日也就是除夕了，患者复诊时已经热退身凉，渗出明显减少。再次刺血、针刺，并在T_5、T_6做关节松动术。嘱有问题再诊。

春节过后传来信息，治疗两次后再未发热，外包敷料可保持表面干燥无渗出液。2月12日原就诊的三甲外科医师看过创面，已经没有异常渗出，并有正常肉芽生长，认为无须再次清创，可以静待愈合。后果然逐渐愈合。

· 浆细胞性乳腺炎 ·

一个女患者治疗完他病，随口问了一句浆细胞性乳腺炎能治吗？

那时我确实没治过浆细胞性乳腺炎。

这个患者30余岁，左乳房上部红肿两月余，被诊断为浆细胞性乳腺炎，经过多种治疗未愈。建议手术治疗，因正值哺乳期，患者拒绝手术。虽然浆细胞性乳腺炎常发生于非哺乳期，但哺乳期也可见到。

虽然以前没有治过这个疾病，但根据"看部取穴"，我感觉应该可以治疗。于是按照前文乳腺炎治法，前臂内侧刺血，局部以注射针头穿刺，可见乳白色液体流出。结果1次见效。不过这个病没有1次痊愈，断断续续治疗十余次，逐渐好转。

多年后再次见到患者，患者说治疗后痊愈，现局部仅有钱币大小淡淡的色素沉着。

没治过的疾病，确定安全性后，根据以往同样部位的治疗经验如法治疗即可。

· 奇怪的嗓子痛 ·

一位老人来诊说嗓子痛十几天了，输过3天液，现在还没好。嗓子痛治过很多了，中药、关节松动术、针刺、刺血等各种方法效果都不错，就按照嗓子痛扎了几天针，结果几天后患者疼痛没有缓解。这就奇怪了。是哪里出问题了？是病严重还是没诊断对？再一检查，发现疼痛在颈前的软组织，是嗓子的外面而不是在嗓子里面。

这里就需要做自我检讨了，除了这种问题相对少见外，主要还是自己考虑问题不全面，检查不仔细。

考虑这是嗓子外面的颈前肌群"结筋"引起的疼痛。找到原因就好办了。直对"结筋"，以痛为腧，针刺即可，结果1次明显好转。两次后，症状就好得差不多了。然后又治疗1次，结束治疗。

通血脉，调气血不愈，则要寻找"结筋"，柔筋治之。

·一个脚痛患者·

有同事电话找到我，说有个患者非要找我看脚痛。到门诊一看，患者跛行，看样子很痛苦。脱下袜子来一看，右足背红肿热痛，压之褪色，有敏感压痛。问了问有脚气病史。化验血常规，白细胞和中性粒细胞都升高。考虑是丹毒。

丹毒为中医学传统术语，又称火丹、流火，在没有抗生素的年代，一直是以中医药治疗。患者虽然疼痛严重，但看上去病变范围不大，红肿也不是太厉害，与患者沟通之后，患者决定进行中医治疗。

予以循经针刺、灵台刺血并以五味消毒饮加减内服。次日复诊，疼痛明显减轻，继续针刺和中药内服，连续治疗 3 次，仅余少许疼痛，行走无碍，局部颜色恢复正常。再次检查并针刺后，嘱继续服用中药以收全功。

外科疮疡、痈疽是古人治疗很多的疾病，古人拥有丰富的经验。应用古典针灸学可用常规治疗，刺血通脉、调和气血即可。

·60 年的腿痛·

一个看上去也就六七十岁的老年女性患者来诊。一问是腿痛，再问多长时间了，患者回答说："60 年。"这个回答惊到了我。原来她从年轻时就腿痛反复发作，这次再次发作，痛了两个月了。这次是双膝关节内侧疼痛。

查体患者双侧膝关节形态可，双膝关节内侧有压痛。诊断考虑是膝关节内侧副韧带损伤。如果膝关节形态比较正常的话，这个问题相对容易治疗。再加上这次仅加重两个月，病程还不算太长，虽然60年的腿痛不容痊愈，但2个月的加重还是比较容易治疗的。跟患者说明病情后开始治疗。

依据"以痛为腧"针刺6天，患者明显好转，自诉好了80%。这已经痛了60年了，自己估计不会痊愈，患者认为这样就可以算是"好"了，就结束了治疗。其实还是上面说的，如果膝关节形态比较正常的话，这个问题还是比较容易治疗的。

这个患者虽然病程很长，但膝关节形态还不错，应该还是可以继续好转的。是不是能够最终痊愈当然还是要看病情轻重了。如果膝关节形态已经发生改变，有一部分患者效果其实也不错。

针有针至病所，与气至病所，这种简单小病针至病所即可。

· 他的尿频不是肾虚

一中年男性患者经人介绍来诊，主诉尿频，夜间更甚。

这个问题男女均有，我的门诊男性患者往往被诊断为肾虚或者前列腺炎、前列腺增生等。女性由于没有前列腺这个结构，往往会另有一个诊断，叫作"盆底功能障碍"。男性由于多了一个前列腺结构，结果患者往往被自我诊断误导。这个情况依然可以从膜－器一体律来治疗。把膀胱、前列腺作为"器"，周围组织作为"膜"，治疗周围组织即可。

对这个患者寻找周围组织进行治疗，第二天患者就说非常有效，夜间起夜次数减半。根据以往经验也是这样，轻症患者往往针刺几次，起夜次数就会减半，然后再治疗一段时间，疗效还是比较满意的。可以用前辈成熟经验，秩边透水道或代秩边、关元、曲骨等穴，只不过是从"膜－器一体律"角度选穴即可。

以前还有一个女性患者，自从生育后尿频10年。针刺两次后即痊愈。

还有一些被诊断为急性前列腺炎的朋友，虽然影像学检查和化验室检查都支持前列腺炎诊断，但按照前列腺炎治疗效果不佳，这时就依然可以从"膜－器一体律"选周边穴位或筋急点治疗。有以前的"前列腺炎"患者反馈说，多年前治疗痊愈后，至今一直很好。

注意不是所有的尿频疗效均好，一定要根据病情，检查后再决定治疗方法。

· 可以穿裙子啦 ·

某天一位已经一年多没见到的患者又来了。一个久在心中的问题终于有了答案。

这个中年女性患者在一年前的夏日穿着厚裤子、带着护膝前来就诊。主诉双膝关节发冷多年。而每年查体各项指标良好。

这个问题临床常见。不是骨质增生、不是骨性关节炎、不是滑囊炎。按照《宣蛰人软组织外科学》，应考虑是髌下脂肪垫的无菌性炎症引起的异常感觉。给予温针治疗。治了3天后，患者就来说，这么多年来一直羡慕能够穿裙子的朋友，现在膝关节的寒冷感消失了，已经买了裙子，准备穿裙子了。一共治疗了4次，就结束了治疗。

然后我就一直惦记着这个朋友的裙子到底穿上了没有。这终于有了确定的答案。

穿上了！

髌骨之下股胫之间，其中有"空"，为气行之所，刺之即可。

·不一样的"鼻炎"，一样的"炎"·

经人介绍，两个妈妈带着两个孩子找到了我。说孩子鼻炎多时，治而不愈。

两个孩子都八九岁，看来是同学。一个鼻塞、流黄涕1个月余，一个晨起喷嚏连连一年余。一检查流黄涕的双下颌窦区压痛，打喷嚏的下颌窦区没有压痛。流黄涕的按一般看法可考虑是"鼻窦炎"，打喷嚏的则考虑是"过敏性鼻炎"。

妈妈们表示，以前认为孩子得的都是鼻炎，故相约而来。

跟妈妈们说明，"鼻窦炎"要配合中药吃几天，再扎几次针就可以好得差不多了，而"过敏性鼻炎"的孩子不用服药，单纯针刺就可，但需要多治疗几次。两个孩子经过艰苦卓绝的思想斗争，同意了针刺治疗。于是针刺太阳、下关、天柱、颧髎等穴位，两个孩子针刺的穴位差不多，"鼻窦炎"的孩子又开了几剂中药扶正祛邪。

结果复诊时两个孩子均有好转。1周左右两个孩子就症状消失了，打喷嚏的孩子多治疗了几天。建议可以暂停治疗，观察疗效。

不论鼻炎还是鼻窦炎，都可以在《新古典针灸学大纲》"膜－器一体律"理论指导下治疗。同仁医院李新吾教授，号称治鼻神医。他有个穴位叫作"治鼻3"，其就是在下关附近，用来治疗"过敏性鼻炎"等疾病，要求刺到蝶腭神经节，经十余万人次的疗效观察，治愈率达74%。

同仁医院杨威主任医师观察到一部分患者不刺到蝶腭神经节一样有效。从膜－器一体律看，只要刺在鼻腔周围组织处，就可以有效，根据我多年经验，其实效果也不错。

曾有一个复诊患者说很久以前扎了1次，两年的喷嚏、流涕就大有好转。从下关、太阳、颧髎均可以刺到鼻周围的软组织，调节"膜"与"器"的功能，达到治疗目的。有颈项部筋急可以同时处理。

·久治不愈的"胸闷"，其实可能是小病·

胸痛、胸闷常由心、肺、上消化道等问题引起。这些问题或轻或重，重者可以威胁生命。但一些迁延不愈的胸闷、胸痛经过影像学检查并无实质性问题，但经久而不愈。

这些影像学检查未发现阳性结果的患者，或者虽有阳性结果，但经过相关治疗未见好转的患者，根据经验必有筋急或结筋存在。

《宣蛰人软组织外科学》指出可以引起胸闷、胸痛的相关压痛点包括胸锁乳突肌下端压痛点、胸大肌锁骨前下方压痛点、前斜角肌下端压痛点、胸椎棘突压痛点、胸椎后关节压痛点、胸椎板压痛点、胸椎横突尖压痛点、背伸肌群和背筋膜压痛点、肩胛后三肌压痛点。其中胸、背部压痛可以向前传导引起肋软骨压痛。如果同时伴有心电图改变，也常被诊断为"冠心病"。

曾有男性患者胸闷半年，心电图检查显示心肌缺血，被诊断为冠心病，当作冠心病治疗半年未见效果。故来我门诊求治。一听病史，其实我就心中有数。一检查果然左侧第3肋软骨压痛。治疗简单，在T_3夹脊针刺数针，第3肋软骨压痛点散刺。针刺1次症状全消。

原来我针刺后会留罐几分钟，后来针刺至骨，刺毕出针，再后来对有些患者用分刺法，刺在分肉之间效果也不错。

治疗胸闷之前需明确诊断，排除心、肺、纵隔等的严重疾病。

· 心悸怔忡还阳来 ·

"还阳了！"一个患者做好针刺前的准备后，跟我如是说。

怎么回事？为什么这么说？原来这个朋友心悸怔忡1个月余。心慌、胸闷、胆怯、心率有时可达140次/分。轻者称心悸，重者可称怔忡。已经在外院输液治疗多日。来就诊时看上去就是心情不爽、萎靡不振的样子。心脏检查除心率有时快以外，无其他异常。

一检查果然这个朋友后背、前胸可以触诊到多个压痛区域。而且这些区域可以引起类似症状。好了，治疗就简单了，以痛为腧，刺之而已。

治疗1次而有效。治了一段时间后，这位朋友终于认为自己是"还阳了"。

慢性内脏症状，要从膜－器一体律考虑，先柔筋，柔筋之后气血可自调。可以根据"经筋篇"、软组织外科学或触发点寻找结筋。个人习惯用软外。

· 治疗痘痘很难吗 ·

青春痘，学名痤疮，是毛囊皮脂腺的一种慢性炎症性皮肤病，主要好发于青少年，对青少年的心理和社交影响很大，但青春期后往往能自然减轻或痊愈。临床表现以好发于面部的粉刺、丘疹、脓疱、结节等多形性皮损为特点。

痤疮的发生主要与激素水平、皮脂分泌过多、毛囊皮脂腺导管堵塞、细菌感染和炎症反应等因素密切相关。治疗有很多方法，但还是一些患者久治不愈。但久治不愈的患者应用合适的方法其实也有好很快的。

有一个年轻的女性患者来到诊室来找我，她跟我打招呼，看上去很熟悉的样子。我很疑惑地看着她，感觉很陌生，似乎以前没见过啊。

她看出了我的疑惑，指了指脸，给我一个提示。哦，这回我想起来了。原来她来治过脸上的痘痘。已经过去很长时间了，我惦记着治疗效果如何，是治好了，还是没治好？

她来治疗的时候脸上有很多痘痘，还有一些比较厚的遮盖物。现在脸上一个痘痘也没有，也很自信，脸上没有那么多遮盖物了。怪不得我认不出来了。

问了一下，原来就是在我这里治疗了3次，从那之后治了若干年没好的痘痘就离她而去了。现在我心中的疑问就有了答案：治好了，而且治得还不错，医患双方均满意。对她的治疗很简单，背部针挑、血罐加针刺，1周1次。

不过现在已经放弃针挑，因其痛苦大而且会留有瘢痕。本着"微""小"的原则，治疗逐渐简化，目前的治疗方法是用7号注射针头，在背部督脉选择压痛点多方向分刺，分刺结束直接贴创可贴即可。

有很多患者的疗效还是相当不错的。

·十年转筋终得眠·

一老年女性来到诊室一见到我赶忙报喜说："吴大夫，昨晚终于睡了个好觉。"

原来这个患者每晚双小腿都要抽筋，刚要睡着就抽筋，左腿为重，至今已经10多年了。每晚洗脚按摩转筋，实在烦了就在家走路溜达。已经应用多种方法治疗过，听说了我就来扎扎针试试。

治疗两次，小腿抽筋症状有所减轻，晚间可以小睡。以后逐渐好转，发作时症状减轻，发作次数也减少。至今正好治疗10天，昨晚终于睡了个完整的觉。

这位阿姨到底是个什么问题呢？

久治不愈必寻筋急。这个患者触诊可以探及双侧腰臀部及腘窝多个明显压痛区域。治疗还是老办法，"以痛为腧"，刺之而已。

·一针血尿止，两针尿频停，三针以善后·

一位阿姨一来就说："针灸很管事，一针就不尿血了，两针尿也不频了，不用老上厕所了。今天再针1次，我就不针了，好了。"

那么这个阿姨是有什么问题呢？原来阿姨突然出现尿频症状，而且出现肉眼血尿，色鲜红。赶快来医院，辅助检查结果显示阿姨是急性尿路感染。阿姨是老熟人，不愿吃抗生素，就来找我了。

我跟阿姨商量是吃中药还是针刺，阿姨说既吃中药也针刺，然后就开了中药并针刺。虽然阿姨有明确的感染征象，但也并不妨碍从经筋论治。检查腰骶腹部相关经筋并刺之，几分钟结束治疗。

结果第二天阿姨复诊就说，血尿没有了，小腹不适的症状也轻了。

于是中药汤剂也没取，只是吃了三金片。然后再"以痛为腧"针刺 1 次。第 3 天复诊阿姨就说了最上面的话。

抗生素的出现确实挽救了很多人的生命，但这种小问题不用抗生素也是可以治疗的。在没有抗生素的年代，中医药也治疗了很多感染性疾病。

以前急性的尿路感染我治疗过一些，效果均佳，更值得一提的是慢性反复的尿路感染。

另有一位阿姨反复尿路感染 10 余年，长期服用抗生素。结果找到病变的经筋针刺数日，就远离感染，停用抗生素了。

古语："正气存内，邪不可干。"人的经筋如果没问题，那么自身的自洁能力、自我的免疫力还是很强大的。如果经筋出现问题，自身免疫能力下降，人就容易出现感染。把经筋病变治疗好，正气恢复，自身就可以把一些小毛病解决。

黄龙祥老师在《中国针灸学术史大纲》中说到经筋学说和经络学说在一开始是并列的学说，以后经络学说取得主导地位，经筋学说成为附属，但在经筋学说指导下的取穴和在经络学说指导下的取穴并不一致。

经筋病取穴原则可以用《灵枢·经筋》中一句话来总结："治在燔针劫刺，以知为数，以痛为腧。"虽然燔针是什么，怎么加热针身，后世有所争议，但其实仅仅"以痛为腧"就可以治疗很多久治不愈的小毛病了。具体"筋急"的寻找，可以参考《宣蛰人软组织外科学》和触发点相关著作。

·带状疱疹后的"神经痛"·

在所有神经系统的疾病中，带状疱疹发病率最高。10% ~ 20% 的带状疱疹患者会发生带状疱疹后遗神经痛。皮肤科认为皮疹消退后持续超过 4 周的疼痛；或在疼痛缓解后再次发生的超过 4 周的疼痛可诊为带状疱疹后遗神经痛。

疼痛持续时间可为数周、数月，偶尔数年。但我查阅了几本西方疼痛治疗书籍，其把皮疹消退后的疼痛即称为带状疱疹后神经痛，一样的是都认为此种疼痛无特效方法。

但有一段时间我连续碰到了几例这种问题，发现都与"筋"有关。

例 1：女性，60 岁，膀胱癌放疗术后，右下腹带状疱疹后疼痛两月。疼痛阵发，影响睡眠。查体右第 3 腰椎横突尖压痛。施以压痛点针刺、火罐结合肌筋膜松弛术，1 次见效，两次痊愈。

例 2：男性，60 余岁，带状疱疹后疼痛 10 年。一直在治疗中。来诊时首先问我可不可以治疗带状疱疹后遗症。仔细一问症状，原来他患带状疱疹后，在带状疱疹发生部位右肩胛内侧出现晚间钝痛，影响睡眠，10 年间一直被诊为带状疱疹后遗症。查体可见 T_6 右旁压痛，相应的胸前第 6 肋软骨也有压痛。看上去症状和体征更像伤筋。用压痛点针刺治疗，1 次见效，5 次痊愈。

例 3：男性，75 岁，右季肋带状疱疹后疼痛 1 个月。来时以手撑开衣服，以避免衣服摩擦疼痛。检查可以在 11、12 肋上触及压痛。以痛为腧，治疗 1 周余，疼痛消失。这是神经痛，但神经痛与筋有关，筋柔痛止。

带状疱疹后遗神经痛我治过一些，很多患者按照上法治疗很快痊愈，但也有个别患者无效。回想应诊以来，我经手的及时治疗的新发带状疱疹患者从来没有发生带状疱疹后神经痛，当然这也不能排除非专科医生治疗病例少的原因。

治疗带状疱疹当以分刺柔筋当先。

·咳而遗溺是筋伤·

经常有女性患者说一咳嗽就会有尿液漏出，或者有强烈尿意后，会出现意志无法控制而漏尿的现象。

西医学认为是盆底功能障碍引起的尿失禁，患病率随年龄增长而增加。尿失禁主要分为压力性尿失禁、急迫性尿失禁、混合性尿失禁。治疗有包括盆底肌功能锻炼在内的保守治疗和多种手术治疗。

"咳而遗溺"在《素问·咳论》早有记载："肾咳之状，咳则腰背相引而痛，甚则咳涎……肾咳不已，则膀胱受之，膀胱咳状，咳而遗溺。"

治疗主要是"以痛为腧"，针刺腰骶及耻骨周围病变软组织，正好是《内经》所说的腰背及膀胱周围的经筋。治疗效果还是不错的，而且轻症几天就可以见效。有时老年患者来治疗腰腿痛，因为治疗部位差不多，有患者会出现意外之喜。治疗几天后会告诉医生，腰腿痛还没全好，尿失禁先好了。

有人把尿失禁叫作"社交癌"，十分影响情绪。不妨按照"膜－器一体律"从膀胱周围治疗一下试试。

·腹痛别忘摸摸腰·

说一个病例。某女，70岁，阑尾切除术后右下腹疼痛4个月余，因右下腹疼痛被诊为"阑尾炎"，在某大医院行阑尾切除术。术后仍觉右下腹疼痛，反复求诊于省市大医院，诊断为"阑尾炎术后肠粘连"，治疗无效。

就诊时：右下腹疼痛，自我感觉疼痛自右下腹向外上放射，痛苦面容。根据以往经验进行压痛点检查后发现右侧第3腰椎横突尖为高度敏感压痛点。

根据软组织外科学理论及临床实践考虑，此痛与第3腰椎横突尖周围软组织损害有关，应属软组织损害相关征象。治疗方法，根据软组织外科学理论"以痛为腧"，取右第3腰椎横突尖压痛点针刺数针，每日1次。结果针刺4次后腹痛消失。

黄老师还提到术后并发症的根本原因："体内最大的虚空——胸腹腔，对于西医而言，只是脏腑器官的容器，在古典针灸学，这一脏腑之府使得五脏六腑形成一个整体，比脏腑本身功能还要重要。虚空之于人体，犹如空气之于人体一样不可或缺，然而人们往往只是在空气质量恶化或缺失时才感受到它的重要。西医学之所以对术后并发症无解，不是因为西医学对实体结构的认识不够，而恰恰是过于关注实体而忽略了虚空的存在，及其对维持机体正常功能的重大意义。外科手术修复了实体结构的同时破坏了虚空，用针灸学术语说，破坏了对脏腑功能极为重要的'三焦'的虚空，这才是困扰西医学的顽疾'术后并发症'的根本原因。"

另一个病例，某女，70岁，左下腹疼痛2个月，自诉有慢性结肠炎病史。2个月间曾内服用中西药物，效果不佳。查体发现左侧第3腰椎横突尖敏感压痛点。治疗依然是"以痛为腧"，针刺第3腰椎横突尖压痛点，结合肌筋膜松弛术，治疗5天后痊愈。

还看过一个主诉满腹窜痛的患者，已经住院检查、治疗1个月余未见好转。一问症状，虽然患者说是腹痛，但看一动就疼的样子感觉就像是腰部不适。果然一检查，双侧第3腰椎横突尖压痛。于是除院内治疗外，以痛为腧，针刺治疗1周，腹痛全消。

软组织外科学指出，腰椎横突尖压痛点常会并发腹部不适、腹痛、腹胀等。柳登顺老师指出腰源性腹痛常被误诊为胃肠道痉挛或胃肠道功能紊乱、急慢性阑尾炎、盆腔炎等，还指出对每一个腹痛患者都要仔细、认真地检查，尤其是查不到明确腹痛原因时，勿忘检查腰背部。著名全科医学著作 Murtagh 的《全科医学》也指出下部胸椎和胸腰椎脊柱功能障碍也可引起腹部牵涉痛，常被误诊为胆系疾病、阑尾炎和克罗恩病、憩室病和肾盂肾炎。

腹痛大部分医生会考虑腹内问题，但实际上腹壁问题可以引起腹内症状。《新古典针灸学大纲》有膜－器一体律理论，可以很好地解释并指导治疗。

· 半面痉挛寻颈侧 ·

半面痉挛，又称面肌痉挛，表现为一侧面部肌肉反复性、阵发性不自主抽搐。通常由一侧眼轮匝肌开始，逐渐向下扩展至面部其他肌肉，甚至颈肩部肌群，可因情绪激动、精神紧张或过度疲劳等因素加重。有其他疾病继发引起者，但少见。

第8版规划教材《耳鼻咽喉头颈外科学》指出特发性半面痉挛病因主要见于微血管压迫学说和核团学说。治疗方法有药物治疗、电刺激治疗、手术疗法。

半面痉挛影响面容美观及情绪。《宣蛰人软组织外科学》指出面抽搐可由枕颈部软组织损害性压痛点加肩胛提肌或锁骨上窝软组织在颈椎横突尖附着处的损害性压痛点共同引起。临床应用有验，有一部分患者效果可以。但也有一些患者考虑是颅内问题引起的效果欠佳。

一例女性患者40余岁，半面痉挛10余年，久治而不愈。自己本身就在医院工作，家里亲戚中还有若干医务工作者。求诊于我，针刺治疗半月未见显效。但患者别无他法，要求继续治疗。结果继续依照宣蛰人老师指出的压痛点治疗 1 个月，大有好转，其后又间断治疗一段时间，半面痉挛完全停止。其后一年余又有轻微症状，再次针刺，再次症状消失。几年来偶有反应，针刺几天即可控制。

一些仅表现为眼周跳动的患者，还可以独取远端穴解溪、申脉、昆仑。

《经脉理论还原与重构大纲》强调标本诊疗。足太阳脉的特征部位是头项、腰背。足阳明脉的特征部位是颜面口齿胃肠、心神。选穴原则是经病者取荥输、标输，经病而脉不变者缪刺之。

· 莫名眼泪可不流 ·

有些朋友会莫名流泪。古有迎风流泪说，但我见过几个患者无风自流。

一位近 80 岁的老人，女性，流泪多年，需经常擦拭眼角。眼科检查也没发现什么问题。也用若干方法治疗过，但流泪依然。求诊于我，予针刺颈枕部软组织及眼周软组织，结果刺而有效，经过十余次治疗后，眼泪不再流出。半年后再见患者，依然很好。

这种问题还治过几个，疗效尚可。

宣蛰人老师指出颈椎棘突旁的软组织如项韧带、斜方肌、头半棘肌等在枕骨附着处、颈椎后关节附着处和颈椎棘突旁肌肉和筋膜，其本身的无菌性炎症病变可引起眼胀、视物模糊、眼干涩或多泪、畏光、眼睁不大、上眼睑下垂等眼部征象。除流泪外，其他多种征象，如眼胀、视物模糊、眼睁不大等，吴大夫治过更多，效果确实。

黄龙祥老师在多部著作中指出针灸辨证的特点是"看部取穴"，只要是这个部位的病就能用同样的方法治疗。宣老在临床也验证了的这点。

·痔的治疗目的是减轻、消除痔的症状·

"痔的治疗目的重在减轻、消除痔的症状。"

痔，是多发病、常见病，俗称痔疮。痔的发病原因仍有争议，肛垫下移学说能够解释一部分临床现象，但也不能完美解释所有临床现象。也有人认为痔是多因素致病，多个因素共同作用才会出现症状。治疗方法有多种，各有不同的适应证。

虽然目前对痔的认识还不充分，但专家有共识：肛垫不分年龄、性别和种族，是人人皆有的正常人体解剖结构，只有合并出血、脱垂、不适等症状时，才是病，即痔病。有专家指出痔病发作时控制、减轻患者的症状以缓解痛苦，尽量不要用有创伤的疗法，这是痔病治疗的主要原则。

"痔"在秦汉时期及之前的中医古籍就有记载，可见于《足臂十一脉灸经》《五十二病方》《黄帝内经》等。中医有多种治疗方法，如药浴熏洗、刺血拔罐、内服外敷、结扎手术等。《五十二病方》中就有"以小角角之，如孰（熟）二斗米顷，而张角，絜以小绳，剖以刀"的手术记载，与现代手术方法类似。

我这里有时也会有痔病患者来诊，有时还是准备进行手术的患者。一般我建议清洁局部，可以内服地榆槐角丸或者中药汤剂。更常用的方法是挑治疗法。

工具：7号注射针头、火罐。

方法：常规消毒腰骶部后，在腰骶部用注射针头斜刺入皮下，然后翻腕挑破皮肤，3～5穴。拔火罐7～10分钟。拭净血液，消毒皮肤即可。

挑治法有多个文献报道，均认为疗效不错。我这种简化版的挑治方法治过一些患者，也是不错的，很多患者治疗 1 次即可症状减轻。据文献报道，挑治可使痔核减小甚至消失。我这里没有专业设备，没有检查过，但患者反馈对消除症状还是不错的。

"痔治疗目的重在减轻、消除痔的症状，解除痔的症状较改变痔体的大小更有意义。"

由于挑治痛苦略大，在不断学习与探索下，现在只是用 7 号注射针头在腰骶部针刺数针，甚至仅一针即可，做出刺血的动作即可，不挑也不拔罐了，出血与不出血均可。看上去就是做了个分刺而已。效果也不错。

· 膝关节疼痛先看这里 ·

门诊上虽然也遇到过难治的膝关节疼痛，但感觉膝关节问题其实还是好治的居多。

首先门诊上没什么大毛病，大问题还是要去大医院，因此来治疗膝关节问题的患者毛病都不大。但是患者经常感觉很大。

"吴大夫，膝关节骨质增生能治不？"

"吴大夫，半月板损伤能治不？"

"吴大夫，髌骨关节炎能治不？"

"吴大夫，我这膝关节不换行不？"

"吴大夫，髌骨软化症能治不？"

"吴大夫，我这髌股关节炎能治不？"

"吴大夫，滑膜炎能治不？"

"吴大夫，我这膝关节没有不疼的地方，能治不？"

"吴大夫，我这膝关节上楼疼10多年了，没办法治了吧？"

总之很多患者来时会先抛出一些名词，很多名词我都是跟患者学的。

其实一检查往往可以检查出或多或少的压痛点。有压痛那么很可能症状就是这些压痛造成的。压痛点表示膝关节相关部位存在软组织损害。宣蛰人老师书中有详细论述。

一个高高大大的高中生自诉有髌骨软化症、膝关节疼痛，而且马上要进行高水平体育测试，篮球专项。结果一检查压痛点在胫骨粗隆，予以温针治疗1周。疼痛消失，没有影响高水平测试，圆满通过，再见到时已经是大学生了。

还有膝关节肿胀积液患者，通过中药内服外用，再针对病变部位针刺治疗，很多人效果也很好。

还有许多MRI显示半月板问题的人，一询问症状，检查压痛，其实大部分也是软组织问题，以痛为腧，针刺可愈。

尤其值得说的就是髌下脂肪垫的软组织损害，这种问题非常常见，但往往是因其他主诉疾病就诊。轻症的髌下脂肪垫问题治疗简单，针刺即可，疗效也不错。髌下脂肪垫可以引起膝盖前下方疼痛不适，还可以引起腘窝不适，小腿不适，甚至足跟痛。

有系统的综述研究结果表明膝关节疼痛和放射学膝关节骨关节炎流行程度有相当的不一致性，这句话可以简单理解成膝关节影像学变化和疼痛关系不大。很多影像学看上去有问题的膝关节，如骨质增生、半月板损伤、关节间隙狭窄，并没有疼痛感。

膝关节疼痛检查可以做，需要排除一些严重问题。一般膝关节疼痛最重要的是问诊后摸一摸膝关节压痛。针对压痛的治疗要准确才效佳。如果单纯治疗膝关节疗效不佳，还要同时诊治髋、踝关节压痛点。

黄老师书中最常提到两个虚空，一个是躯体最大虚空的——分肉之间，一个是体内最大的虚空——三焦。这两个虚空用得最多，但膝关节这个虚空出现问题也常见。胫骨、股骨、髌骨三骨之间有空，周围组织有筋急，会影响此虚空的正常功能，通过治疗，恢复正常虚空则可病痛除。

·练出来的小腿骨头疼·

胫骨疲劳性骨膜炎，经常见于训练的新兵和运动员。中学生体育训练中也可以见到。本病主要表现是训练或较大运动量训练后胫骨，就是小腿上武术上叫迎面骨的那个骨头疼痛。个别病例运动中疼痛或夜间痛，胫骨骨板压痛，患者足尖用力向后蹬地时，胫骨即发生疼痛，或伴有局部凹陷性水肿，X线早期无表现。

这个病文献中有，但翻了翻手头的几本相关书籍，还真不是每本书都有。运动医学方面的书籍上一般可以找到这个病。有些书上称之为胫骨内侧应力综合征。

本病的发生有学者认为跟训练方法不当有关。还有学者认为与小腿肌肉反复收缩有关。

现在中学体育达标受到重视，一些平日针对性运动较少的同学为达标而突击训练，有时会出现这个问题，我这里有时也会碰到这种患者。治疗首先是减少运动量，然后可以"以痛为腧"，针刺治疗，疗效不错。多种非手术治疗方式疗效都不错，也有学者主张针对难治性病例进行手术松解和骨膜烧灼。但没必要搞太复杂，小针即可。

曾有一个高中生，因为体育达标突击训练而小腿胫骨内侧面运动时疼痛1个月余。予以温针治疗1周左右即痊愈。而且达标测试时体育成绩还较往日为好。

这里可以看出有准备是件很重要的事情，临阵之前就要磨好枪。体育训练要循序渐进，掌握方法，其他事情亦复如是。《新古典针灸学大纲》有"预处理"，可以参考。

·令人如坐针毡的"坐骨"疼痛·

有一种小毛病，可以让人如坐针毡。

有患者来诊时会说某侧坐骨神经痛几月或几年，不能坐硬板凳，一坐就疼，或者直接说半边屁股痛，坐硬板凳就是受罪，坐软的沙发还可以。

这种问题一般是在坐骨结节处有压痛。有些患者还可以通过B超、CT、MRI在坐骨结节处观察到囊肿。经常被诊断为坐骨结节滑囊炎。

曾有一个高三女生，因为这个问题每天跪在凳子上上课，找到坐骨结节压痛，刺之而有效。

对于这种问题，"以痛为腧"针刺疗效不错。不太严重的话，几天之后就可以痊愈。

·抽动障碍去筋急·

抽动障碍是一组主要发病于儿童期、表现为运动肌肉和发声肌肉抽动疾病，多数起病于学龄期，运动抽动常在 7 岁前发病，发声抽动多在 11 岁以前发生。男性学龄儿童患病危险性最高。

　　临床主要表现为运动抽动或发声抽动，包括简单或复杂性抽动两种形式，可发生在单个部位或多个部位。运动抽动的简单形式是眨眼、耸鼻、歪嘴、耸肩、转肩或斜肩等，复杂形式如蹦跳、跑跳和拍打自己等。发声抽动的简单形式是清理喉咙、吼叫、嗤鼻、犬叫声等，复杂形式是重复语言、模仿语言、秽语等。

　　短暂性抽动障碍又称抽动症，是最常见类型。主要表现为简单的运动抽动症状，也有其他表现。

　　《宣蛰人软组织外科学》指出咽部异物感、面抽搐可由枕颈部软组织损害性压痛点加肩胛提肌或锁骨上窝软组织在颈椎横突尖附着处的损害性压痛点共同引起。

　　虽然没有明确指出抽动症可以如此治疗，但根据针灸学"看部取穴"原则，照此治疗即可。

　　一个10岁男孩，表现为左侧口角抽动。予以以痛为腧法，针刺10次。治疗完这10次，虽然看上去还没痊愈，但患者的奶奶说不继续治疗了，因为她听别人说我这里10次就可以治好这个病。过了两个月后，奶奶因为其他疾病就诊说自那以后就好了。以后我也见到这个小朋友，确实没事了。

　　此后以分刺法调节颈项筋急治疗过多例患者，感觉疗效不错。

·火针治疗舌下腺囊肿，古之"重舌"也·

　　曾有一个朋友的十一二岁孩子口内舌下右侧出现一囊性肿物，已经确诊是舌下腺囊肿。医生建议手术，但小患者害怕手术，故来求诊。于是以针挑破后放出液体，随液体流出，囊肿消失，但几日后复起如故。于是采用火针治疗两次痊愈。19岁时来诊他疾，一直未复发。

舌下腺囊肿常见于青少年。单纯型占大多数，在舌下呈浅紫蓝色，常位于口底一侧。较大的囊肿可以把舌抬起，像多了个小舌头。囊肿内含黏稠而略带黄色或蛋清样液体。

如果囊肿破裂流出液体，囊肿可以暂时消失，创口愈合后，囊肿再长大如前。西医学根治的办法是切除舌下腺，也有采用注入药物治疗的。但有学者认为注药的方法复发率高，且影响再次手术。

中医称之为"重舌"。重舌出自《灵枢·终始》"重舌，刺舌柱，以铍针"。铍针为中医针灸科九针之一，长得就像手术刀。中医治疗重舌可用药，可用针。《集验方》也有治重舌方："以铍针刺舌下肿者，令血出。愈。勿刺大脉也。"但易复起，如《幼科铁镜》所说："用刀刺破，流出如鸡蛋清，归寓又肿。如此两回不愈。"《幼科铁镜》这例后用药治愈。

本病治疗不多，本例疗效尚佳。

黄龙祥老师说："刺肿是针刺的初恋。"痈肿是汉前针灸治疗最常见的病种之一。

·排尿障碍，未必是前列腺的错·

一个老朋友一进门先说，两个月来头一次排尿这么痛快，早知道早来治了，何必受这两个月的罪。

这个老朋友原来在我这里治过腰腿痛，治过痛风脚疼。前一天陪老伴来治疗肩膀痛时顺便问了一句："前列腺增生、尿等待能治吗？已经两个月了。"还拿来了超声报告，前列腺大小 47mm×23mm。患者男性，50 余岁，说两个月前出现排尿迟缓，每次排尿都需要等待几分钟才可以排尿。

这种情况当然可以治疗一下看看。

良性前列腺增生，简称前列腺增生，教科书上说是引起老年人排尿障碍原因中最为常见的一种良性疾病。所以中老年人出现尿频、排尿困难等排尿障碍往往被诊断为前列腺增生。

软组织外科学指出耻骨周围软组织损害可以引起尿意感、尿急、尿频、尿潴留等症状。可在耻骨周围检查到相关压痛点，治疗主要就是针对耻骨和腰骶部的软组织。一般来说很快就可以见效。比如这个朋友治疗 3 次后就换了说法："吴大夫，不用扎了吧，现在呼呼地（尿）！"

根据膜－器一体律，治疗前列腺之外即可治疗所谓的前列腺症状。

·从肌肉来的"三叉神经痛"·

历时一个半月，针刺 20 余次，终于不疼了。

这个患者是个年轻女性，看上去也就 30 余岁，来的时候表情沉重。一问是左侧颞额疼痛，每天需要扶着头起床，洗脸时会有闪电样疼痛。再问多长时间了，回答令人吃惊。

"二十年了！"

原来她从 20 岁开始头痛，去多家医院看过，被诊断为三叉神经痛。而且被告知是颅内血管压迫造成，血管与神经较近，手术有风险。患者不愿手术，就四处求医，治疗中间也曾有过最长两年的缓解。

这个患者经过颈面部相关压痛点的针刺治疗，几次后疼痛即逐渐缓解。中间曾停诊一段时间，近几日已经完全没有疼痛了。

这种疼痛就应该是从肌肉来的疼痛。

三叉神经痛表现为面部疼痛，有原发性和继发性两种。原发性三叉神经痛的病因和发病机制尚不明确，有中枢及周围神经病变多种假说。桥小脑三角的微血管压迫邻近的神经感觉根学说被国内外多数学者认同。

有学者认为80% ~ 90%三叉神经痛是由此原因造成，血管减压术的成功即是证明。但是血管压迫仍无法解释临床中的许多情况。如在行后颅窝手术时发现三叉神经根部有异常走行血管与之关系密切，但临床上患者并无三叉神经痛症状。总之三叉神经痛的病因和发病机制还需要更多研究。还有学者认为根本不存在原发性三叉神经痛，它必然有某种病变引起，只是有些病因至今尚未阐明。

这里要说的是，宣蛰人老师指出颈部以及咬肌和翼内肌在下颌支和颧弓附着处出现软组织损害可以引起类似三叉神经痛的临床表现。开头的例子就应该是这种问题，临床上这种情况并不少见，这种问题只需针对病变软组织进行治疗即可。如果是软组织损害引起的疼痛效果不错，如果不是则效果不佳。

针灸治疗原则是先通血脉先柔筋，应当时刻谨记。这个问题从膜－器一体律来理解也是可以的。把三叉神经作"器"，三叉神经之外的组织做"膜"，从膜治器。

· 耳鸣、耳聋部分可治 ·

耳鸣、耳聋是耳科难题。有些难治，但是也有一些不难治的。

门诊上耳鸣很常见，也经常被问到为什么会耳鸣。对不起，我也不确定为什么会耳鸣，因为耳鸣的发生机制尚未完全阐明。教科书上直接说："关于其损伤及进展的理论假说较多，在此不予赘述。"

目前被较广泛接受的是："耳鸣产生于听觉皮层下中枢对神经末

梢的微弱信号的觉察和处理过程中，与自主神经系统和边缘系统密切相关。"也有观点认为和心理因素关系密切。

还有学者认为与部分频段听力丧失有关。目前尚没有完全消除耳鸣的治疗方法，但综合运用多种个体化方法可以帮助患者有效地适应耳鸣，从而回归正常生活。

《宣蛰人软组织外科学》指出，颈、肩胛、锁骨上窝软组织损害可以引起耳鸣。这种耳鸣还是有可能治愈的。以痛为腧，针刺即可。

曾有一男性患者，40岁，耳鸣、耳聋、耳闷1个月余，住院输液服药而不效。求诊于我。根据经验，伴有耳闷的患者疗效往往较佳。在耳周、颈项针刺数日，患者自觉完全恢复。

此类患者治过不少，短期患者效佳的概率较高。长期的耳鸣也有一些有效的病例。

据膜－器一体律，治耳从颈项治疗即可，首选分刺。

· 白天犯迷糊，晚上不瞌睡 ·

有人白天犯迷糊，有人晚上不瞌睡。但是看部取穴，治疗却是一样的。

《灵枢·营卫生会》曰："夜半为阴陇，夜半后而为阴衰，平旦阴尽而阳受气矣。日中而阳陇，日西而阳衰，日入阳尽而阴受气矣。夜半而大会，万民皆卧，命曰合阴，平旦阴尽而阳受气，如是无已，与天地同纪。帝曰：'老人之不夜瞑者，何气使然？少壮之人不昼瞑者，何气使然？'岐伯曰：'壮者之气血盛，则肌肉滑，气道通，营卫之行不失其常，故昼精而夜瞑。老者之气血衰，其肌肉枯，气道涩，五脏之气相搏，其营气衰少而卫气内伐，故昼不精，夜不瞑。'"

文中认为青壮年气血盛，肌肉滑，气道通，营卫运行正常，因而白天精力充沛，晚间睡眠良好。

但门诊上也常碰到一些青壮年诉说白天老觉得眼睛睁不开，犯迷糊。《宣蛰人软组织外科学》指出，颈椎棘突旁的软组织如项韧带、斜方肌、头半棘肌等在枕骨附着处、颈椎后关节附着处和颈椎棘突旁肌肉及筋膜本身的无菌性炎症病变可以引起眼睛不大（若瞌睡半醒样）。这种问题通过以痛为腧针刺治疗疗效不错。很多迷糊的青壮年由此而愈。肌肉滑，气道通，营卫之行不失其常，故昼精而夜瞑。

另外一些人晚上睡不着。这种问题很多是由颈项部筋急而引起的，疗效也不错。

白天犯迷糊，晚上不瞌睡，经过去筋急、通血脉治疗完全可以变成"白天不瞌睡，晚上睡得香"。

·天热了，可以脱秋裤了·

2015年4月间，淄博的天气已经比较暖和了。我已经穿上夏日的单裤多日了。但连续来了几个患者求诊。原因是下肢怕冷，在别人都已经穿单裤的时候，还需要穿秋裤。

宣蛰人老师指出，股骨干前侧、内侧或外侧、胫骨内外侧、腓骨内外侧区域存在压痛点，出现无菌性炎症时，可以引起下肢奇冷感。

再因下肢不适往往由腰臀部压痛点而来，还要检查患者腰臀腿部其他压痛点，如有则"以痛为腧"，一并治之。结果这几个患者均在针刺几天后脱去了秋裤，换上了单裤。

下肢冷的患者临床上并不少见。下肢动脉狭窄与闭塞性疾病可以出现下肢冷感，需根据症状、体征、检查排除。

我门诊上见得更多的是下肢动脉搏动良好、血管检查正常的患者，尤其是女性多见。据求诊患者的说法，往往也是久治难愈。不过经过这几年对患者的治疗，感觉"以痛为腧"柔筋通脉，有一部分患者效果不错。

·从不良于行到泰山之巅·

有一年五一后上班，一个老患者复诊，见面第一句话是："吴大夫，我爬上泰山了。"

这句话惊到了我！

老人75岁，主诉腰痛伴间歇性跛行5年余。

患者腰痛，行走几分钟即感腿痛而不能继续行走。所以一般日常出行均骑自行车。于两月前被朋友推荐来诊。来诊时我觉得患者年纪不小，病程不短，希望不大。没想到以痛为腧针刺治疗几次，患者即觉得症状好转，两周之后更是大见好转。此后每周一两次治疗，患者持续好转。一般情况下基本没有腰痛和间歇性跛行，结果患者竟然从中天门爬到山顶，又走了下来。

间歇性跛行是指患者从开始走路，或走了较短的一段路程以后，出现单侧或双侧腰酸腿痛，下肢麻木无力，以至跛行，但休息片刻后，症状可以很快缓解或消失，患者仍可继续行走，再走一段时间后，上述症状再度出现。

间歇性跛行一般认为可以分为神经性间歇性跛行和血管性间歇性跛行。前者见于腰椎管狭窄症，后者见于下肢动脉闭塞性疾病。

我检查这个患者之后排除血管病变，还是从经筋病考虑问题。宣蛰人老师明确指出腰臀部软组织损害可以引起间歇性跛行。依然去筋急即可。

·脸麻无招还有招，半身麻木亦如之·

一天一位多时不见的老患者前来，一脸愁容。怎么回事？原来是这位女患者半边脸麻木数月，治疗无效。自己说是别无他法，故来试试针灸。问诊查体之后，予以针刺，结果3次痊愈。

为何？

《宣蛰人软组织外科学》指出面颊麻痛多由枕颈部软组织损害性压痛点加肩胛提肌或锁骨上窝软组织在颈椎横突尖附着处的损害性压痛点共同引起。

治疗方法就是把这些相关压痛点以痛为腧，刺之即可。治疗多例，均疗效满意。

还有一些患者左或右半身麻木，如果同时颅脑影像学检查可以见到一些阳性发现，则往往会被当作脑血管疾患进行一些治疗。但一些患者经过治疗疗效不佳，这时就需要考虑颈腰部的软组织问题。当然如果按照中医传统术语来说，这两种情况均可以认为是经筋病。因为从《内经》对经筋的描述来看，经筋包括了神经和肌肉。

一个患者因为左半身麻木两月来诊，已经被当作脑血管病治疗了很长时间了，症状依然。检查患肢肌力、肌张力，均正常，而第2颈椎横突后结节压痛，第3腰椎横突尖压痛，于是考虑是软组织损害引起的半身麻木。

以痛为腧，针刺之，今日复诊，麻木即明显减轻。类似患者治疗过若干，往往先求诊于神经科未愈，而转诊于针灸科，如有筋急，去之可也。

针灸学简单之处在于看部取穴，柔筋当先。

· 扎完针就后悔的膝关节痛 ·

门诊上经常有人做完针灸就后悔！

不是因为针灸效果不好或者是针刺疼痛后悔，而是因为针灸或针刺效果太好而后悔。经常有患者说，早知道针灸效果这么好，早就来扎了，省得受这么多年的罪。这不，又有一个大姐这么说。

这个大姐55岁，双膝疼痛10余年，伴有双膝寒冷感。前几天陪着家人来扎针，效果很好，故鼓足了勇气来试试。这个大姐一边接受治疗一边说，其实早就认识吴大夫，就是怕疼，故一直不敢来治疗，这次家人做了充分的鼓励，故鼓起勇气来试试。

这个患者经过检查，其实病情很简单，只是双膝内侧疼痛，查体可以检查到双膝内侧及双臀部的广泛压痛，可以认为是经筋病，按照软组织外科学，则可诊为软组织损害。治疗并不复杂，就是按照《宣蛰人软组织外科学》，在双膝内侧及双臀部压痛点针刺。

针刺了两天，大姐就开始后悔，因为10余年的膝痛好多了。今天是针刺第6天，大姐再次表达了后悔之情，早知道治疗几天就不疼了，早就来扎了。

气行虚空，髌下虚空恢复则膝痛除。

一些大病确实难治，但对一些小毛病，针灸治疗确实效果不错。

·股骨头粉碎性骨折后的"奇迹"·

一男性患者，因交通事故股骨头粉碎性骨折术后疼痛2个月求诊。这种情况估计发生股骨头坏死的概率较高。于是在髋关节周围以毫针温针治疗数月，疼痛日渐减轻，最终症状基本消失。患者本人也坚持康复训练。一年后在积水潭医院专家门诊复诊，专家查体及观看磁共振影像后说了两个字："奇迹。"

这种病例，我只治疗过这一个，既然专家认为恢复良好，是"奇迹"，那么针灸应该起到了一定的作用。

损伤两月伴有疼痛，必有筋急。按照经筋病治疗原则，燔针劫刺，以痛为腧，以知为数即可。

·针刺 7 次摘掉 7 年无法脱去之帽·

2020 年的 5 月中旬，天气已经很暖和了。

一个戴着帽子、捂得很严实的女性患者前来就诊。她头上的包裹，看着与周围人群格格不入。

这个患者 69 岁，久居北方，习惯了冬日的暖气。2013 年的冬天，患者到上海居住。以前听说过上海的冬天里室内室外是同样温度。这次得到了这个患者的证实。

某日患者出现头痛、汗出，血压升高，立刻赶往医院就诊，医院也给予了及时处理。但自那次之后出现头痛，伴有汗出，洗头后必须暖风吹干，外出必须戴帽。7 年间也经过若干治疗，但不论天气冷热，外出时依然必须戴帽子，很是痛苦。

来诊时患者全头痛，摘下帽子可见头上明显汗出。我感觉应该开两剂桂枝汤，但患者已经吃过很多中药了，果断拒绝吃中药。

患者虽然已经治疗了7年未愈，但我根据以往经验觉得针刺治愈问题不大。

治疗很简单，在颈部、头部针刺数针，刺在分肉之间即可，刺毕即可出针。1次显效，7次之后症状基本消失，出门无须戴帽了。此后患者一直未再复发，只是常因他疾就诊。

根据经验，久治不愈的小病，必有"结筋"存在，治疗应当依据古典针灸学，首先解结。那么这个病的"结筋"在哪里？根据《宣蛰人软组织外科学》，可以从枕颈部软组织损害性压痛点加肩胛提肌或锁骨上窝软组织在颈椎横突尖的损害性压痛点考虑。而从触发点考虑，则要考虑颈项多块肌肉，直接用黄强民教授总结的颈八针或颈后八针则比较方便。

按经脉辨证取穴也是一样的。

不论什么病——厥、厥头痛、风痉、疟、腰痛，也不论是病在经、病在络，只要在其特征部位——头、项、腰、背出现症状，特别是当症状表现为头、项、腰、背关联特征时（如"头痛，项先痛，腰脊为应"，或"腰痛引项"等），即为典型的足太阳脉病症——所谓"中于项则下太阳；巨阳虚则腰背头项痛"是也，即取足太阳"经俞"治之——依据标本之诊，或取标输，或取本输，或取膀胱合输；或先取标输，后取本输，诊－疗一体，环环相扣。这正是经脉辨症施治的真谛——大道至简！（《经脉理论还原与重构大纲》）

据《灵枢》可取标输天柱穴："其在于头者，取之天柱。"

解结可选分刺、贯刺、决痛针，从安全性和所受痛苦的角度看，当然首选分刺法。如果不愈，则可考虑根据情况选用贯刺法或决痛针。

柔筋首选分刺，而有从分刺延伸出的筋刺法。《新古典针灸学大纲》单列筋刺法。筋刺法有二，其一为直接刺法，及直接针刺筋急或筋结处，如现代激痛点干针疗法即属此类。其二为间接刺法，即在筋急或筋结点附近挑刺筋膜，如浮针。轻浅之疾一般刺入分肉之间即可，无须特殊操作。

· 诊脉刺"独"治腰痛 ·

曾有一男性患者，30余岁，活动不慎出现腰痛，来诊时已经是5天后了，疼痛已经缓解大半，但仍有疼痛。看上去是活动自如，但活动时腰骶部会有痛感。

我决定先刺脉，如若不愈再用分刺法。触诊手三部脉，左手少阴脉沉而无力，故针刺左手神门。针尖刺到神门穴尺部动脉附近，轻轻捻转几次呼吸时间，然后让患者活动一下腰部，患者立刻感觉疼痛消失，仅余酸胀感。再活动几分钟，触诊发现尺动脉搏动明显，较针刺前有力，出针。几日后告知腰痛已愈。

另一个患者，男性，65岁。1个月前做空凳子，摔倒在地，出现腰臀部下坠，左下肢放射痛。上下楼时疼痛较剧，无法像正常人一样双足交替上下楼。

4月14日MRI：腰椎退行性变；L_2椎体异常信号，符合血管瘤MRI表现；$L_{1/2}$、$L_{2/3}$、$L_{4/5}$椎间盘膨出，黄韧带肥厚并$L_{3/4}$、$L_{4/5}$椎管狭窄MRI表现；符合腰背部软组织炎症MRI表现。

4月27日MRI：左侧股骨大转子旁软组织及梨状肌异常信号，考虑损伤。

查体：左梨状肌区域压痛。

在以前，我估计会以分刺法治疗一段时间，如果没有椎管狭窄，则一般可以痊愈，此例虽然报告写了椎管狭窄，但观片椎管空间尚可，故告知患者可以治疗看看，但需要治疗一段时间，如果不愈可以考虑手术。患者表示理解。

治疗先以分刺法治疗腰臀部，分刺结束，患者下床即觉疼痛减轻，仍有左下肢放射痛。再在左臂尺泽以脉刺，并嘱患者上下楼活动一下。十几级台阶，患者两个来回下来，表示已无大碍，基本可以正常上下楼。

想当年上学时，高树中老师上课，常引用《黄帝内经》里的一句话："从腰以上者，手太阴阳明皆主之；从腰以下者，足太阴阳明皆主之。"四总穴歌则说："腰背委中求。"此两例取下肢穴应该也可以，但不如手臂方便。

脉刺以诊当先。"察九候独小者病，独大者病，独疾者病，独迟者病，独热者病，独寒者病，独陷下者病。"这里用的脉诊比较简单，太渊脉、神门脉、阳溪脉可以双侧同时分别触诊，察其"独"，"独"处针刺即可。可以选取合适的位置，一边针刺一边再次触诊，六脉趋向于均等，症状缓解即可结束治疗。

· 刺"尺泽"疗背痛手麻 ·

"尺泽"是个穴位名称。但这里的尺泽是宋以前的尺泽穴，而非现在的尺泽穴。尺泽穴古今有不同？是的。尺泽穴古今有不同。黄龙祥老师在《针灸腧穴通考》中指出："宋以前文献及宋以后引用宋以前文献中的'肘中动脉'即指本穴。"《灵枢·本输》说尺泽穴为"肘中之动脉也"，《黄帝内经明堂》认为本穴"在肘中约上动脉"。本例患者取穴即在肘中之动脉。

患者女性，32岁，因左侧背痛伴手麻4天来诊。背痛位置在左肩胛骨与脊柱之间，手麻则牵涉左环指与小指。感觉患者忧心忡忡，想来近 4 天心情不甚愉快。

我了解完病史，沉吟片刻。病程 4 天，看上去患者虽然心情不佳，但表情还是比较正常，说明疼痛还不算太剧烈。那么怎么办？气、血、筋、骨，病在何处？我最终决定还是先按照气血之疾治疗，如果效果不佳再考虑筋骨问题。

脉诊，发现患者手三部脉大小均等，于是决定以缪刺之法治之。这次不取诸原穴，而取右臂肘横纹动脉搏动中之"尺泽"穴。黄龙祥老师在《经脉理论还原与重构大纲》中指出，五输穴由本输扩展而来，故我认为取"尺泽"与取原穴无异。

患者感到很奇怪："我左边痛，竟然要扎右边？"

虽然患者感觉奇怪，但针入尺泽，轻轻行针数秒，大约两三次呼吸时间，患者再活动左肩臂，发现"病好了！"

《医林改错》指出"无论外感、内伤，要知初病伤人何物，不能伤脏腑，不能伤筋骨，所伤者无非气血"。气血之疾可以速愈，筋骨之疾则难速愈。

· 落枕治疗收获七个"太神奇了" ·

一个女性患者，落枕半日。

患者晨起脖子右侧疼痛，转头不利，不伴有头晕、手麻、无力等症状。

于是我摸了摸患者手部三部脉，太阴脉，少阴脉，阳明脉，或者说太渊脉、神门脉、阳溪脉，发现患者右手少阴脉弱，于是准备针刺患者右手少阴脉。患者表示很奇怪，脖子疼，为何要扎手？不是该扎脖子吗？而且患者把针刺脖子需要的体位准备好了。

我对患者说根据脉诊可以先扎手腕，轻症或可以立刻缓解，如不缓解咱再扎脖子，患者表示理解。

于是我轻轻把针送到神门附近，然后让患者活动颈部，结果我预期的疼痛缓解并没有出现。没关系，还没行针呢。我轻轻捻转行针，继续让患者活动颈部，结果患者笑容逐渐出现，连说太神奇了，太神奇了，太神奇了，太神奇了，太神奇了，太神奇了，太神奇了。

患者不疼了！

先取手部脉诊察，只是因为手部比较方便。

·食已即吐，刺而痊愈·

一位年轻女性患者做过一个肾上腺的手术，术后1周出现呕吐，一吃东西就吐，喝水也吐，吃了东西过一阵子就吐出来，吐得天翻地覆，"吃什么吐什么"（患者父亲语）。已经在医院检查，并没有发现肠梗阻。

于是查体，一检查果然在患者第3腰椎横突尖摸到明显压痛，呕吐也常与上颈段周围软组织有关，也检查到压痛。于是同时针刺之，针刺后痊愈。几年后再次见到患者，其表示一切正常。

另外还有一例，也是类似情况，也是老朋友介绍的新朋友。这个新朋友是腹部手术后的患者，患者术后1周出现呕吐，一吃东西就吐，喝水也吐，检查并没有发现肠梗阻。来的时候已经吐了两周了，经治未效，就想到了我。我予以针刺颈腰背部软组织，刺而有效，治疗1周，呕吐逐渐停止，可正常饮食。

呕吐同样可以从膜－器一体律考虑，治颈则可以从中枢的膜－器一体律考虑。呕吐分反射性呕吐、中枢性呕吐、前庭障碍性呕吐，相关的"膜"都查出问题了，就一块治了。效果不错，以后也见过患者，一直未复发。

膜－器一体律是黄龙祥老师从万物第一性原理、生物第一性原理推导而来，具体推导过程请看《新古典针灸学大纲》。

膜，指包膜、隔膜、系膜、网膜等。器，指一切实质结构如肌肉、内脏器官等。

人体基本结构功能单元是膜－器一体，组织、器官层面的结构也是膜－器一体。肌肉与筋膜一体，内脏与筋膜一体。一切实质器官的病症，皆可从膜论治，这一规律被古典针灸学 2000 多年的实践反复验证。

再推而广之，腹壁可以看作腹腔脏器的膜，胸壁可以看作胸腔脏器的膜，而胸腹壁的"分肉之间"又可以看作胸腹壁的膜。

理解了这一规律则很多问题的解决方式就自发呈现。

内脏症状需区分疾病缓急，慢性疾病首先考虑治膜。如鼻炎、鼻窦炎可以把鼻当作器，把周围组织当作膜，治之即可；头晕把颅作器，把附着在颅的组织作膜，治颈项即可；胸闷、心悸、腹痛、腹胀，把胸腹壁作膜，治之可也。

·四十年胃痛闻喜讯·

某天我刚走进诊室。一个患者拉着另一个患者说："吴大夫，他说 40 年的胃病被你治好了。"我一看，说治好胃病的患者确实面熟，但什么时候治疗的胃病已经记不清了。

了解一下情况，患者男性，今年 67 岁，自 21 岁长期进食生冷后出现食欲减退，午休及夜间睡眠时胃脘部疼痛难忍，因长期胃痛，夜间眠差，出现头痛，此后长年服用止痛药物，曾行钡餐检查，未见异常，肠镜示结肠炎。治疗经年未见改善。

这个患者没有胃镜的检查结果，到底是什么问题，难以明确。去年来我处针刺治疗了一段时间后，至今胃脘无不适，本次因为他病来诊。

急、慢性胃脘疼痛针刺效果良好，但慢性患者一般要治疗一段时间。根据经验，慢性疾病久治不愈，一定要以"柔筋当先"，要寻找相关"结筋"，处理好"结筋"再谈其他。"结筋"的寻找可以参考前面提到的几本书。

现在处理类似问题，我更喜欢用《新古典针灸学大纲》中的"膜－器一体律"来解决。鞋不合适则脚不舒服，要让脚舒服，首先要鞋合适。胃不舒服，久治不愈，首先要把胃的容器给安顿好。胃的容器从小了说是周围脏器包膜、系膜、网膜，可以用募刺法，从大了说就是"三焦"，三焦从五脏六腑之府的含义看就是胸腹腔，要把腹壁的结筋柔化，可以用分刺法或决痛针。

· 缪刺巨刺各有所宜 ·

一直以来，我对缪刺与巨刺总是有些疑问。二者有何不同？直到看到黄龙祥老师《中国古典针灸学大纲》，终于整明白了这个问题。

母女二人，母亲陪女儿来诊。女儿，17岁，将在近期参加艺考，但在准备过程中，活动不慎导致左肩痛，已经1周。看过患者，病倒不是大病，肱二头肌长头肌腱炎而已。一般这个问题3天到1周就能好。但临近考试，功课又紧，请假不易，母亲希望能快点好。但我不好保证，需要看病的轻重。诊察患者双手三部脉，三脉大小均等，未发现异常之脉。故以缪刺法治之。患者左肩痛，而取右手列缺，浅刺分肉之间，轻轻行针。患者病去大半。再次诊察患者大椎及左肩井,可见细小血络,以毫针针刺之。患者疼痛消失。

母亲随后说她自己左肩及左侧头部疼痛也已经1周,也想治疗。诊察双手三部脉,太阴、阳明脉均无殊,右手少阴脉搏动明显较大,左手少阴脉沉而不显。手少阴之脉本身较弱,故考虑本例当病在右手少阴脉。故取右手少阴脉治之。痛在左,病脉显在右,治在右,此谓巨刺。刺入,行针,患者头、肩疼痛缓解,同时左手少阴脉陷起向和,治疗结束。

《灵枢》有:"盛则为热,虚则为寒,紧则为痛痹,代则乍甚乍间。盛则泻之,虚则补之,紧痛则取之分肉,代则取血络且饮药,陷下则灸之,不盛不虚,以经取之,名曰经刺。"

黄龙祥老师指出,王冰称此种刺法为"常刺",经刺之外的所有刺法均归属于"缪刺","左取右,右取左"只是缪刺中之一法。

巨刺和缪刺的区别在于:病痛在左,而左脉无病,右脉有过,则病在右不在左,当取右侧脉输治疗,此为巨刺;身体有痛,但候经脉之病的诊脉处无过,则病在络脉,治疗取络脉之输,此为缪刺。

· 例行腿痒终得止 ·

"吴大夫,这几天腿没有再痒!"一个患者高兴地对我说。

这个患者男性,60余岁,双下肢每年入夏开始痒,入秋痒止,已经40余年。用了若干种治疗方法,但依然要等入秋后病情才能缓解。以前仅局限在双小腿,今年逐渐向大腿蔓延。双下肢可见抓搔痕迹,伴有血痕结痂,皮肤粗糙,可见大片状色素沉着。

这个治疗一般不困难,按照黄龙祥老师指出的针灸学分部诊疗理念，结合《宣蛰人软组织外科学》理论治疗即可。但40年的疾患，我觉得治疗可能也不会一帆风顺。

果然我按照《宣蛰人软组织外科学》从腰腿针刺后的第二天，患者反映痒得更厉害了。我认为这是正常的反应，可以不必有顾虑，继续治疗即可。果然继续针刺，再配合中药血府逐瘀汤加减，痒感逐渐减轻，终于在离立秋还有1个月时停止了。

但是我建议每周针刺两次，再治疗一段时间，确定不再痒后停止治疗，争取明年痒不再来。

这个患者见效后，又有一个女性患者也是因入夏上下肢痒4年余来诊，单纯针刺治疗几次也是大见成效。

看部取穴，不论症状，只看部位。当然前提确保安全。

·阑尾炎？不，是·······

一个老患者打电话求助，说右下腹痛40余天，先按附件炎治疗无效，后诊断为阑尾炎，输液治疗也无效，这准备做手术了，向我咨询有什么办法。我一听即心中有数。再问患者，目前血常规正常，腹部超声、腹部CT均正常，那就更加有数了。于是建议患者前来实际诊察一下，以确认我的判断。

患者如约前来。我查体发现，患者右侧第3腰椎横突尖压痛，而且右下腹的压痛位于阑尾炎特征性压痛点——麦氏点的上方。于是我确认了以前的判断，这个腹痛并非附件炎或阑尾炎，而是腰源性腹痛，针刺治疗即可。

于是针刺右侧第3腰椎横突尖以及腹部压痛点，结果1次显效，再如法治疗几次即痊愈。腰部用分刺法，腹部用募刺法即可。

这个患者没做手术，但 2023 年 5 月来了一个 13 岁的小朋友，在五年级时就因为反复腹痛做了阑尾炎手术，好了一段时间。但一段时间后腹痛再次出现。家长带着辗转多家医院，做过多次影像学检查，吃过若干药物，但直到来诊时依然每天上腹疼痛，晨起为著。临近中考，家长十分着急。经朋友介绍来诊。

一听病史，我心中就有了大致判断。一查体，双侧第 3 腰椎横突尖均轻触即痛。于是跟家长沟通病情，家长表示不理解上腹痛与腰有关。虽不理解，但由于是信任的朋友介绍的，也就同意治疗了。

行腰部分刺、腹部募刺，几天后患者疼痛消失，腰椎横突的敏感触痛也消失了。感觉家长对这么多年的病这么快痊愈有点难以置信。家长打算中考结束再来巩固治疗，但我估计一时半会是不用再来了。

《软组织外科理论与实践》指出："腰源性腹痛常被误诊为胃溃疡、胃肠道痉挛、胃肠功能紊乱、胆道蛔虫病、胆管痉挛、急慢性阑尾炎、盆腔炎等，甚至有被误诊为胰腺癌而行剖腹探查者。94 例急性（腰源性）腹痛患者中有 38 例被误诊为急性阑尾炎，1 例做了阑尾切除术，18 例应用抗生素、输液、解痉剂，并准备手术，但经治愈腰部软组织损害后，腹痛消失。因此，原因不明的腹痛患者应同时检查腰背部软组织。"

这两个病例用《新古典针灸学大纲》膜－器一体律来理解即可。

腹痛莫忘摸摸腰。

· 大便干结募刺显效 ·

患者，男性，80 岁。问便秘能扎针否。曰可。

患者既往大便正常，但 1 个月前突然出现大便干结，排便困难，大便每日或隔日1次。患者曾患鼻炎，每日流涕1年余，曾在我处针刺两天即愈。故来寻诊大便问题。

大便干燥，我以前多用中药处理，如增液汤，济川煎、麻子仁丸等，疗效也还可以。不过患者愿意针刺，那就针刺治疗。直接予募刺之法。

黄龙祥老师指出《黄帝内经》之前，针灸治疗域为"针灸治其外"，即针灸只治疗外在躯体病，内在脏腑病需用"汤药治其内"。或问《黄帝内经》之前存在针灸吗？非专业人士有疑问是正常的，但对于针灸专业人士来说，这是确定一定以及肯定的。毫无疑问是有的！

《灵枢·官针》记载："病在中者，取以长针。""长针募刺法"突破了针灸禁区，深入体内，做到了"针灸可以治其内"，实现了针灸从治表到治内的突破。

"治不能循理，弃术于市"。找到了理，取穴无难。上大学时，高树中老师常说胃肠疾病三大主穴，中脘、天枢、足三里。这次不扎足三里，只以募刺法扎中脘、天枢，再加关元。用圆钝的长针，缓慢刺入，直刺不捻针，勿用暴力，穿过腹膜。针具要够长，针尖不能锐。

结果针刺1次，大便即复常。

·牙痛治心·

牙痛从心治？

一中年女性患者，右牙痛1个月。因颞下颌关节炎，不能张大嘴，不愿去牙科就诊，故想针刺治疗。

牙痛的治疗办法甚多，许多办法有不错的疗效。本例患者同时失眠多年，故予针刺厥阴俞、心俞、督俞、膈俞。2次治疗后牙痛明显缓解，3次治疗后则牙不再痛，失眠也有所好转。

黄龙祥老师在《经脉理论还原与重构大纲》和《中国古典针灸学大纲》中都曾提到心源性牙痛。心源性牙痛可以取厥阴俞治疗。如《针灸真髓》有："一位齿痛患者，取厥阴俞、温溜，行灸补法。"《当代针灸临证精要》也记载陈子富先生取厥阴俞治愈取下关、合谷而不愈的牙痛案。

黄龙祥老师指出此种牙痛，牙齿为"显病处"，而心为"受病处"，厥阴俞治在心而非牙，但可治由心病所致的牙痛。治在心而愈牙痛的病例，我治疗过多例，诚不虚也。

还有一个老年女性患者1个月前夜间因双手不自主抽动惊醒，胸闷，遂至某医院就诊，心电图示心肌缺血，医生建议住院治疗。患者不愿住院治疗，遂口服阿司匹林等药物治疗，症状略有好转，但仍心悸，时有胸痛，遂来我处就诊。结果治疗与心相关的背部诸穴1次患者心悸即大见好转，而且3天前出现的左下牙痛、牙周肿胀也好了。牙痛的问题患者初诊时没有提及。所以初诊时我并没有针对牙痛进行治疗。

另有1例牙痛患者。女性70余岁，左下牙痛，下颌肿胀，先予以局部针刺，后于灵台、神道周围找到血络，刺之。第二日即来报告牙痛消失，但视之下颌还稍有肿胀。然后又治疗了两次。3次后下颌也不肿了。

· 跟痛决痛针 ·

足跟痛一般认为与多种疾病有关。我在临床常见的跟下疼痛有两种，一种是跟下偏前方的疼痛，一种是跟骨正下方的疼痛。跟前的疼痛，本专业的医生往往诊断为跖腱膜炎，但非本专业的医生和患者往往根据足跟X线片认为是跟骨刺。跟前的疼痛一般取阿是穴针刺即可，疗效不错。但跟下的疼痛，一般认为和跟下脂肪垫或跟骨高压有关。

虽然足跟痛不是传染病，但我感觉类似疾病也会同时来几个。某日就同时来了两个足跟痛患者。一男一女，均五六十岁。女性拿着 X 线片子前来，说被诊断为跟骨刺，自认难愈，夜间痛甚，影响睡眠，行走受影响。男性没有拍片，我触诊发现压痛在足跟正下方，或与跟下脂肪垫有关。

这次我决定用黄龙祥老师《中国古典针灸学大纲》和《针经知行录导读》中所说的决痛针法，看看是不是还那么难治，决痛针法是不是能"决痛"。《针经摘英集》："凡痛勿便攻之，先以正痛处针之，穴名天应穴，针名决痛针。针讫以手重按捻之，而随经刺穴即愈。谓痛捻之发散，荣卫流行，刺之速愈也。"决痛针的详细论述请参看上面两本著作。

两个患者治疗是一样的。第一步找到足跟下方压痛点，第二步从足跟赤白肉际向痛点针刺数针，第三步按揉痛处，并刺太溪脉口。

结果二人均 1 次显效，再刺大安。

· 肋间神经痛之决痛针 ·

决痛针法，疗效确实，有时好得出人意料。

2020 年 8 月 6 日，来了一个患者。患者女性，85 岁，自诉左侧背部疼痛 10 余年，一直在治疗中，但近些年还在逐渐加重。患者整晚疼痛，心情烦躁，经常会起来撞门框、撞墙以减轻或转移痛苦。患者自己和家人陈述病情时都表达了同样的意思：痛不欲生。患者一直在治疗中，做过多种治疗，包括针对肋间神经的局部治疗，具体是神经阻滞，神经调解还是神经毁损不详。患者来诊时疼痛大约在左侧背部 6-10 肋之间，疼痛呈间歇性，但疼痛频率密集，不到 1 秒钟就会疼 1 次。患者描述疼痛时每每用大力拧螺丝的手法演示疼痛。我触诊时没有在背痛局部和左侧第 3 腰椎横突尖发现明确的压痛点。问完病史，查体结束，我认为此病当属"肋间神经痛"，建议患者可以针刺治疗试试，但疗效不敢保证。

患者本人经过了 10 余年的多种治疗，对治疗也不抱有太大希望，家属还是希望尽力治疗。

我还是决定用决痛针法，结果治疗效果出人意料。

决痛针法操作简单。第一步，局部合谷刺，特殊之处在于这个患者没有找到明确压痛点，不能确定"正痛处"，故按照我经验，取夹脊穴，同侧第 3 腰椎横突尖。第二步，按揉局部及同侧第 3 腰椎横突尖。第三步针刺左侧委中。

结果第二日复诊，患者说治疗完毕当天没疼，睡眠好，复诊当日晨起后仅有轻微疼痛。这真是出乎我意料。古人针刺有"间日行针"的说法。故这次不用决痛针了，改用分刺法。

两日后患者再次复诊，原病痛已经消失。但因为患者的肋间神经无痛，显出来弯腰久后腰骶痛，同时左侧第 3 腰椎横突尖的压痛也显现出来。初诊时左侧第 3 腰椎横突尖的压痛未必没有，只是原发病太痛显不来而已。腰痛是常见问题，在此就不说了。

与这个患者同日，还来一左臂肘关节外侧神经痛两月的患者。女性，75 岁，疼痛部位不同，但疼痛类似。也是看了多家医院，仅 MRI 就做了 6 个，告知为神经痛，不好治云云。依然用类似的方法在同样的时间内治愈。

这两例患者，以此方法治愈，并不是说必须用此方法，也不是说此方法最佳或必效，只是说此方法有可能对此类患者有帮助而已。

·募刺治疗饮冷腹痛·

两次可以喝冷藏奶，三次可以吃雪糕。

学习募刺之后碰到胃肠疾患，募刺常常收效。

患者，女性，31岁，食冷或受凉后腹痛4年余。喝常温水，饮冷，吹空调都会出现腹痛。生活不便。

治疗依然采用募刺法。不过这次不采用长针募刺法了。因为患者是年轻女性，体型较瘦，故以0.20mm×40mm无菌针灸针治疗。取穴：中脘、关元、天枢、腹结。破皮后缓慢进针是一定的，感到针下有突破感即止，轻轻提插，不捻转。各穴提插数次后出针。

针刺两次后，建议患者可以喝点冷藏饮料试试，结果没有问题。针刺三次后建议患者先试试少量雪糕，结果依然没问题。

这个患者也可以诊断为肠易激综合征，以前有过相关病例，用过其他方法，感觉还是募刺法疗效最好。前几例应用长针募刺法，疗效不错。这个患者较瘦，故采用细短针，针刺深度也较浅，手下有突破感即止，疗效依然满意。针刺深度浅，则风险也随之降低。

·募刺止经血·

我虽然不专门治疗妇科疾病，但也经常会治愈一些久治不愈的妇科小病。所以还是有不少妇科疾病前来治疗。其中有一个疾病经常治疗，且大部分可以迅速获效，就是月经淋沥不尽。患者表现为经血淋沥不尽，来诊前往往经过了长时间的治疗。

很多患者为此困扰多年。西医学称为功能性子宫出血，简称功血，中医学称为崩漏。

我治疗过很多功血患者，常规的治疗是治疗有压痛的第3腰椎横突部位，很少有无效的患者。

曾有一患者80余岁，发现子宫有5cm肿物，经过多种治疗，依然经血淋沥不止2个月余。患者不愿手术，又因其女儿曾经月经不止两月，经两次针刺治愈，故女儿携母亲来诊。这个患者依然是1次见效，两次血止。但我也交代了病情，如果是恶性肿瘤，恐难治愈，建议寻求专科医生诊治。几月后这位80岁的患者再次复发，这次疗效不佳，最终求治于上级医院，诊为恶性肿瘤，予以手术治疗。

另有一年轻女性来诊，30岁左右，经血1个月未止，想服用中药治疗。我查体后建议针刺治疗。患者很不愿意针刺，经亲属劝说，最终同意治疗，依然是1次见效，两次血止。

但曾经有一例患者，1次并没见效。患者40岁，也是经血不止两个月，经过专科医生检查与治疗。我建议："咱治治看，如果是针刺适应证很可能很快就见效了。"依然是治疗第3腰椎横突。结果患者第二日复诊说无效。改用募刺法。关元、双侧腹结，长针募刺。

再次复诊则血止经停！

不论是从腰治还是从腹治，都是依据膜－器一体律，从五脏六腑之府治。现在我治疗此类情况，前后均取。

· 腰痛决痛针 ·

刚上班时听过一句话，叫"患者腰痛，医生头痛"。当时的一种说法是，腰痛不用治，卧床半月或1个月就好了。医学经过这些年的发展，类似的说法听得少了。大部分腰痛还是不难治，医生也不用头痛，虽然也确实有一些复杂难治病例，令医生束手。

许多人说我善治疑难杂症。这句话我是不承认的，真正的疑难杂症我肯定不擅长，擅长的肯定不疑难，虽然我经常治愈一些久治不愈的"非疑难杂症"。

患者87岁，女性，因为腰痛2个月来诊。来诊时曾在他处进行过针刺等治疗，但疗效欠佳。故来我处治疗。患者诉从坐位到站立启动时疼痛，翻身受限。查患者双侧第3腰椎横突尖压痛明显。患者本次当以第3腰椎横突综合征为第一诊断。一般针对压痛区域针刺即可获得较好的疗效。这个患者同时伴有颈部不适、尿频等症。故给予颈部、腰部分刺，腹部予以关元、中极等穴募刺，患者颈部及尿频感觉明显好转，但腰部经过我十余次的治疗虽说也有好转，但始终没有根本性好转。

当时学习《针经知行录》黄龙祥老师的导读，看到黄龙祥老师对决痛针法操作的完整步骤的描述，决定试一试。

首先患者按之极痛处明确，就是双侧第3腰椎横突尖，然后持0.35mm×75mm毫针贯刺之，刺毕，以手重按痛处，最后针刺双侧委中脉口调脉。结果患者1次显效，如法针刺三次患者起坐如常。

还有一个小姑娘，17岁，新学期就该上高三了，半年前出现腰痛，辗转多家医院，近两月休学在家。腰椎MRI未见明显异常。来时母亲陪同就诊，母亲心情不是很愉快，姑娘也缺乏同龄人应有的活力。

问完病史，我查体发现患者双侧第3腰椎横突尖压痛，S1棘突压痛。我查完体觉得应该不是什么疑难杂症。

我决定还用决痛针。《针灸经验方》说："凡针经络诸穴无逾于此法也"。

治疗依然不复杂。第一步针刺正痛处，以鸡足法多向刺，第二步以手揉按痛处，第三步针刺双侧委中，整个过程也就几分钟。

患者从治疗床下来时即感痛苦减轻，下床后活动一下更感轻松。

第1次治疗是周五，周一复诊时，母女双方均轻松愉快。母亲说姑娘回家心情愉快，也愿意活动了，母亲的心情也随之好了起来。再治疗5天，患者活动自如，准备下周作为新高三学生上学去了。

《针经摘英集》说："凡痛勿便攻之，先以正痛处针之，穴名天应穴，针名决痛针。针讫以手重按捻之，而随经刺穴即愈。谓痛捻之发散，荣卫流行，刺之速愈也。"决痛针直接针对痛点针刺，刺毕按揉。

国医大师裘沛然提倡疑难疾病"大方复治"法。决痛针法刺法与按揉法共用，也应是大方复治之法，疗效当佳。

·月经不畅调三焦·

月经衍期，50余日未行，针刺1次即月经畅行。类似患者我治疗甚多，本不值得再次提及，但这次是在新的理念下指导下再次复现了效果。

患者年纪不大，21岁。母亲陪伴而来。本身在某三甲医院工作。月经50余日未来，看上去还是有些焦虑。已经看过一些医生。彩超显示子宫内膜厚11mm。

这个问题在我处还算是一个常见病。以前多从软组织损害相关征象考虑并治疗，效果不错，中药内服效果也不错。学习了《中国古典针灸学大纲》，觉得这个问题可以从三焦入手治疗。

《中国古典针灸学大纲》指出"三焦"一词在《黄帝内经》中有两个含义，一是膀胱的影子，一是五脏六腑之府。这里的"三焦"指的是五脏六腑之府，是指胸腹腔内以膈、肓为界的上中下三个分部，是体内最大的虚空。是脏腑器官的容器，古典针灸学认为这一脏腑之府比脏腑本身的功能还重要。

这个病例就可以考虑是下焦的虚空有问题引起的子宫的功能不利。

治疗并不难，针对下焦治疗即可。采用募刺法。不过这个患者很年轻，估计病也不重，就没有采用长针募刺法，而是用了小针，缓慢进针，有突破感即止就行了。关元、腹结加上双侧第3腰椎横突尖。第3腰椎横突尖有多个腰腹肌附着，有人根据解剖推测针对第3腰椎横突尖的治疗可以调节腹压。在第3腰椎横突尖扎到在其附着的腰背筋膜即可。虽然募刺法一般不会包含第3腰椎横突尖的针刺，但从调节中下焦的角度看可以认为有此类作用。

类似患者治疗不少，一般子宫内膜准备好了，往往可以迅速月经畅行。但如果子宫内膜尚薄，那是条件不具备，那就需要等待了。

这个患者因工作关系，针刺治疗不便，故同时开了中药7剂，药用丹参9g、牡蛎10g、黄芪15g、醋香附10g、白芍10g、甘草10g、芡实10g、川芎10g、山药10g、当归10g、天冬10g、熟地黄15g、太子参5g、小茴香6g、蒲黄10g、干姜3g。

不论月经不走还是月经不来，都可以据膜－器一体律论治，当然也是看部取穴，治疗是一样的。

·背寒如掌大·

《金匮要略》有载："夫心下有留饮，其人背寒如掌大。"

临床上确实经常会见到类似患者，经久不愈。但其实如果治疗正确一般疗效较佳。但1次治愈的在我这里并不多见。

学习了《中国古典针灸学大纲》后我碰到了一例患者，结果1次而愈。

此患者感冒后出现背部肩胛骨内侧寒冷已经1个月。全天都感到背部巴掌大小的寒冷，夜间尤甚，甚则心慌，影响睡眠。

《黄帝内经·灵枢》云："寒留于分肉之间，聚沫则为痛。"

此病当在分肉之间也，故治之以分刺。刺在分肉之间，无须深刺至肉，并给予温针，再予中药汤剂内服。药用苓桂术甘汤合血府逐瘀汤加减。药用：

茯苓 10g、桂枝 10g、白术 10g、当归 9g、地黄 9g、炒桃仁12g、炒枳壳 6g、柴胡 3g、甘草 3g、桔梗 5g、川芎 5g、牛膝 9g、赤芍 6g。5 剂，每日一剂。

结果第二日复诊即诉背部冷感消失，心不慌，睡眠佳。第三日复诊，疗效依然。嘱无须再针，服完中药即可。

· 被冠心病耽误的背痛 ·

2016 年 8 月 9 日心脏 CT：左、右冠状动脉多发低密度斑块或混杂密度斑块形成，管腔轻 – 重度狭窄征象。

2019 年 10 月 7 日心脏 CT：左冠状动脉主干混合密度斑块并管腔轻度狭窄。

左前降支多发混合密度及钙化斑块管腔中度狭窄。

左旋支多发混合密度斑块并管腔中 – 局部重度狭窄，必要时进一步检查。

右冠状动脉多发混合密度斑块并管腔中度狭窄。

2019 年 2 月 27 日电子胃镜：糜烂性胃炎，十二指肠球炎。

患者，男，74 岁，一来先拿出几张报告单，并主诉夜间背痛半年。

患者口服阿司匹林、某他汀、鲁南欣康、心可舒、血府逐瘀胶囊、新脑康、脑心通、也曾服用中药汤剂，但依然每天凌晨3~5点右侧背痛。患者要求治疗冠心病，以缓解背痛。

我细问病史，发现患者背痛时会含化速效救心丸，但疼痛不会立刻缓解，但可以慢慢缓解。阴天时疼痛加重，但日常运动时并无背痛及胸痛表现。我这下心中有数了，患者背痛应该不是冠心病引起，而是背部伤筋，建议患者先针刺治疗背痛伤筋。背痛缓解后，我再给开具中药慢慢治疗冠心病即可。但患者看过多位医生，都认为是背痛是冠心病引起，故对我的建议心存疑虑。最终出于对我的信任和试一试的心态，决定接受我的治疗方案。

我第一天针刺浅刺夹脊和右背部，结果患者晚间疼痛未缓解。患者第二日复诊时对我的方案再次有点怀疑了。浅刺无效，我决定深刺，我在患者右侧第5、6、7、8肋骨之上查得多个压痛点，故摆好体位，针刺至肋骨数针。

第三日患者满面笑容前来，背不痛了！

分刺不愈可用决痛针，在筋守筋，在骨守骨。

·便次增多调三焦·

一个大爷问我，大便次数增多能治不？

我再问详情，原来大爷83岁，多年来大便次数不定时增多，时好时坏。这次已经半月了，每日大便两次，早1次，晚1次，虽然也不是太多，但与正常时每日1次不一样，觉得还是有些烦恼。大爷吃了药，也给自己做了灸法，但未见好转。

我了解完病情，觉得还是可以治疗的。虽然大爷想吃点中药，我还是建议大爷可以针刺试试，如果针刺一到两次不见好转再服药不迟。

大爷想了想，同意了我的建议。

针刺很简单，中脘、天枢、关元、腹结以募刺法轻针缓刺，第 3 腰椎横突尖（与志室穴近）以分刺法治之，后以脉刺法调其足阳明。

结果第二日复诊，大爷说当日见效，当日下午就没有再次排便，自感已经痊愈。于是同法又治疗 1 次以善后。

黄龙祥老师在《中国古典针灸学大纲》中指出：气行虚空，正气不行则邪气客之，三焦为体内之虚空。在三焦膜－原学说中的三焦为五脏六腑之府，是指胸腹内以肓为界的上中下三个分部，为原气之终始，水谷之道路。

腹部脏器的功能障碍不一定是腹部脏器问题，很可能是腹部脏器的容器——五脏六腑之府三焦出了问题，当治之以募刺。募刺、分刺之后当以脉刺调平气血。

·从"气行虚空"治疗肠易激综合征·

患者，男，67 岁，食凉或饱食后每每出现腹泻，已经 3 年余，发作频繁，影响生活。求诊于我。

本病当诊断为胃肠功能紊乱或直接诊断为肠易激综合征。

我根据黄龙祥老师《中国古典针灸学大纲》指出的"气行虚空"之理，首次治疗采取募刺之法，取穴中脘、天枢、关元，长针深刺，缓缓进针至肓膜而止，刺毕出针。针尖到达肓膜附近时，注意进针方法，吸气时停针，不即不离，让腹部找针，而非针主动深入，呼气时与腹部运动随行即可。1 周后复诊，言刺后即未再发生腹泻。因患者第二次治疗说还有腰痛，故同时以分刺法刺腰部诸穴。再次复诊，诉这两周未再腹泻，食用水果无碍，腰痛也明显好转，感觉效果很好，心情也很好。

虽然患者表现为食凉或饱食后腹泻，但根据黄龙祥老师指出"气行虚空"之理，可以认为肠易激综合征本身胃肠无病，而是胃肠的容器三焦出了问题，故可以刺三焦治之。

· 大夫，血压不会降太低了吧 ·

2023 年 4 月 28 日，一个患者见面第一句话是，吴大夫，血压不能再降了，再降就太低了。怎么回事？

原来患者近期血压升高，收缩压升高至 160mmHg，伴有头顶疼痛。患者经朋友介绍来诊。

患者已经到医院做过检查，未见颅内病变。那么这种情况首先就考虑颈源性高血压了。在后颈部予以分刺法针刺数针，第二日复诊收缩压 138mmHg，头痛减轻。今天是第 3 天，来诊前血压 119/59mmHg，头痛缓解。患者故有见面时的担心。

吴大夫安慰患者，血压降低至一定程度后会稳定，不会出现患者担心的情况。

黄龙祥老师《新古典针灸学大纲》指出"针灸调和气血的作用是通过调节机体固有的内环境调控结构实现的，只能激发、调适，不能无中生有！"就是说医生给予针刺只是提供一个契机，起作用是要人体激发自我调控机制的，自己的身体不会和自己过不去。血压降到合适，自己就会稳定的。

·膜－器一体律话眩晕·

眩晕很常见，好治的眩晕很常见，难治的眩晕也很常见。

教科书认为引起眩晕的原因很多，最常见的是耳部病变或感染。但也有学者认为眩晕主要与椎基底动脉供血不足、颈交感神经功能亢进、颈部本体感觉紊乱有关。还有学者认为大部分眩晕主要与颈椎病有关。

从黄龙祥研究员《新古典针灸学大纲》看，眩晕可以有不同的解读。书中指出生物第一性原理：生物与环境是相反而立而又相互依存的统一体，且以环境为主动一方。具体到人则有膜－器一体律。细胞与细胞外基质一体，脏器与脏器包膜一体，脑与脑的膜并颅同样也是相互依存。黄老师举例子常说水与鱼的关系：鱼病了，治水还是治鱼？

说到眩晕，是因为耳或脑的功能受到影响，他们的水在哪里？不论眩晕到底是耳的原因还是脑的原因，根据膜－器一体律，眩晕一定与颅与颅内的膜相关。颅内的膜难以通过针灸针直接刺激。那么可以治疗颅与颅内的膜的"水"（环境），眩晕的治疗重点可以放在颈项。

《宣蛰人软组织外科学》指出枕颈部加肩胛提肌或锁骨上窝软组织在横突部附着处的软组织损害可以引起头昏、眩晕、恶心、呕吐等征象。并且指出梅尼埃病按照软组织损害治疗疗效佳。宣蛰人老师曾做过临床试验。由耳鼻喉专家协作确诊梅尼埃病，由宣老按照软组织损害治疗，62例慢性患者均立刻完全消除征象。

俗话说头往哪转要看脖子。临床上治疗很多新发或久治不愈的眩晕患者，疗效确实可靠。颈项部的腧穴均可取用。

下面是一个患者的反馈。

我是2018年开始耳鸣头晕，先后住院2次，其间慢慢适应耳鸣，基本不影响生活。

2022年初开始，头晕从一个月1次到半月1次，再1周1次，最后差不多每天1次，严重影响了生活，其间住院1次，门诊输液多次，效果甚微。

2022年也多次尝试中药、按摩、针灸的治疗方法，效果似乎比输液好些，但仍然经常出现头晕，每天都在担心自己突然晕了，特别是有重要事情时，担心自己头晕不能胜任工作和家里日常事务，心理负担极重。

偶然在朋友圈看到吴大夫的针灸疗法，2023年2月11日，我抱着试试看的态度第1次尝试，在还没有什么感觉的情况下，吴大夫的针灸已经完成了，当时我只是惊叹吴大夫针法如此娴熟，心里想，吴大夫练就这样的功夫，没有效果也不会有不良反应，仍然报着试试看的态度，从大博山跑到张店找吴大夫，经过三四次针灸，忽然发现这几天怎么没晕呢，是吴大夫的针灸有效果了？仍然是半信半疑，每周去找吴大夫针灸两三次，后来一直没晕，就变成1周1次。

从第1次找吴大夫针灸，到今天快一个月了，一共去了八九次吧，一直没有再出现头晕。

·一针见效的荨麻疹·

荨麻疹俗称"风疹块"。是由于皮肤、黏膜小血管扩张及渗透性增加而出现的一种局限性水肿反应，通常在2～24小时内消退，但反复发生新的皮疹。迁延数日至数月。有15%～20%的人一生中至少发作过1次荨麻疹。

关于荨麻疹，《中国临床皮肤病学》有如上陈述。

一般患者多因皮疹、瘙痒反复发作来诊。以前也经常治疗荨麻疹患者。但见效时快时慢。随手翻阅黄龙祥研究员《新古典针灸学大纲》，在第177页突然发现了新大陆。

2023年4月来了个年轻女性患者，四肢、腰腹荨麻疹反复发作，身痒难眠，需服用药物。结果如法治疗1次，第二天复诊说荨麻疹当天即不复发，身痒得止。于是再针刺1次，嘱如不复发，无须再诊。

是不是针刺的效果，我心中的存有疑问。因为荨麻疹本身就有自愈倾向，急性荨麻疹更是有可能自愈。

后来收到了另一个反馈。这个患者是双下肢瘙痒多日，双小腿之上可见抓痕。与荨麻疹患者差不同时治疗的。结果也是针刺1次后瘙痒止。近期因其他疾病就诊，再看小腿之上已无痕迹。

后来又有类似病例如法治疗，收到了几个良好的反馈。虽不能尽愈，但不妨一试。

再说一例。患者3天前出现荨麻疹，去医院急诊治疗。现仍可见大面积风团，伴瘙痒。如法针刺1次，第二日复诊，风团基本消失，瘙痒停止。如法再治疗1次，结束治疗。此后该患者介绍朋友来诊说荨麻疹1次治愈云云。

方法就是颈颅交界诸穴分刺即可。可用风门、风池，风府诸穴。

《新古典针灸学大纲》第151条："有恶寒、项紧硬者当先发汗解表柔筋。不论是病毒还是细菌引起的发热类疾病，只要见有恶寒、头项部肌肉发硬甚有硬结者，皆当刺风门、风府、风池等风穴祛风散寒，去筋急、筋结。寒甚者可配合拔罐、灸疗或中药。"

用治荨麻疹同样是祛风，去筋急。

· 新冠邪留膜原宜针 ·

2023年初治疗了一些新冠后诸症，头痛、头晕、恶心、纳呆、腹胀、腰痛、项强、咳嗽、乏力、失眠等，感觉新冠后的诸多症状与病邪留滞膜原有关。

"膜原"一词含义不一。这里说的膜原，是清代医家周学海发展后膜原。周学海在《读医随笔·卷四证治类·伏邪皆在膜原》中讲："膜原者，夹缝之处也。人之一身，皮里肉外，皮与肉之交际有隙焉，即原也；膜托腹里，膜与腹之交际有隙焉，即原也；肠胃之体皆夹层，夹层之中，即原也；脏腑之系，形如脂膜，夹层中空，即原也；膈肓之体，横隔中焦，夹层中空，莫非原也！原者，平野广大之谓也。故能邪伏其中，不碍大气之往来，古书所谓皮中淫淫如虫行，及行痹、周痹左右上下相移者，皆在皮肉夹缝之中也。"

周学海说的"膜原"，《内经》称为"肉肓"与"肓膜"，《素问·痹论》："卫者，水谷之悍气也，其气慓疾滑利，不能入于脉也，故循皮肤之中，分肉之间，熏于肓膜，散于胸腹。"卫气在躯体行于分肉之间曰"肉肓"，在胸腹之内曰"肓膜"。

邪留颈项可以引起头痛、头晕、项强。邪留胸背可以咳嗽、恶心、纳呆、腹胀、腰痛、乏力、失眠诸症。

邪留"肉肓"与"肓膜"，恰是针灸最具优势的地带。黄龙祥老师在《中国古典针灸学大纲》中指出在病邪突破分肉之间向"里"深入之前针灸，这是针灸最有优势的地带。治法采用黄老师书中的"分刺法"与"募刺法"即可。"募刺法"可选鸠尾、中脘、关元、气海、肓俞诸穴，"分刺法"则可不拘于气穴，随证治之即可。

新冠邪留膜原采用正确的治疗疗效显著，而且见效很快。经过那些日子的验证，确实如此，很多患者针刺1次即可显效。治疗不得法则迁延不愈。如果病邪已经突破膜原入里，则治疗起来难度增加。所以建议及时治疗。

值得多说一点是新冠后"乏力"。乏力一般认为是虚，需要补。但有时乏力仅仅卫气失常。卫气循分肉之间，散于胸腹，邪留膜原，卫气功能失常，也会出现乏力等症。这时仅需恢复膜原功能，则邪自去，卫气自复，乏力自消。

需要注意的是，那时多名患者针刺后气力很快恢复，其他症状一并好转，自觉恢复如常，立刻把积攒多日的家务拾起，而没有循序渐进，逐渐完成，而导致症状复发。这是余邪未尽之劳复。症状消失后，仍需谨养，待余邪清尽，逐渐复常。

从膜原角度看新冠也可以解释儿童病轻，老人症重。因为儿童较老人"卫气和，则分肉解利，皮肤润柔，腠理致密"。儿童分肉解利，皮肤润柔，腠理致密，邪不易留。

新冠之后诸症，针刺治疗膜原，疗效甚佳，那么早期介入新冠治疗是否更佳？

2023年五六月间新冠再次流行。这次大家就没有那么恐惧了，有些新冠初期患者也会前来治疗。发现确实早期介入疗效也是不错的。新冠早期即接受针刺治疗，患者恢复快，病程短。

发热同样如此。虽然新冠发热本身就可自行恢复，但有几例患者发热多日不退，或用药后退而复起。根据《新古典针灸学大纲》第151条，给予针刺风门、风府、风池等，结果刺后即热退不复。

· 失眠 ·

失眠是个常见症状。按病因可以分为原发性和继发性两类。继发性失眠多由其他疾病引起，比如疼痛、呼吸困难等，这种只要针对原发病治疗即可。还有一些失眠，通常缺少明确病因，被称作原发性失眠。从病程上看有短期失眠障碍，慢性失眠障碍，其他失眠障碍。

中医学失眠的学名叫不寐。中医五版教材《中医内科学》认为不寐的原因很多，但总是与心脾肝肾及阴血不足有关，其病理变化当属阳盛阴衰、阴阳失交。

《黄帝内经》认为睡眠与卫气有关。如《灵枢·营卫生会》云："荣卫之行，不失其常，故昼精而夜瞑。"再如《灵枢·大惑论》云："卫气不得入于阴，常留于阳。留于阳则阳气满，阳气满则阳跷盛，不得入于阴则阴气虚，故目不瞑矣……卫气留于阴，不得行于阳。留于阴则阴气盛，阴气盛则阴跷满，不得入于阳则阳气虚，故目闭也。"

临床上经常遇到失眠患者，病程或长或短，经过多种其他治疗但疗效不佳。这种失眠我进行针刺治疗，感觉疗效不错。短期失眠症状不超过3个月，这种治疗往往效果良好，而且见效较快。而失眠10年、20年的患者治疗可能就要慢一点。短期失眠治疗以风池、风府、百会等头颈部诸穴为主即可。而长期失眠一般我用上述诸穴加上夹脊穴，经过二三十次的治疗，效果也是不错的。

前几天有个膝关节痛患者，说起当年失眠2个月，我针刺1次即愈。我想起来这个患者，来时双眼红血丝，因为事务扰心而不眠，疗效也出乎意料，我也没想到这个患者疗效如此之佳。但来求诊的患者长期失眠较多，治疗需要多费时日。

膜-器一体律，失眠就当头痛治疗即可。

还有一点需要和朋友说的是，无论失眠与否，不要凭自己觉得睡不着的感觉，而要看第二天的精力如何。如果第二天精力良好那么就说明你睡得可以。大家回想一下儿时有没有觉得刚睡着天就亮的事情。你睡不着的时候觉得时间很长，但你如儿时的睡眠时，你会觉得睡着的时间很短，虽然觉得睡的时间很短，但其实你的睡眠是不错的。失眠的朋友会放大自己睡不着的时间，而睡着时，时间的流失是你感觉不到的。

·腹痛半年，膀胱肿物？·

一个老朋友打电话问我，膀胱肿瘤能治吗？我建议面诊。

原来朋友的母亲 90 岁，脐左侧腹痛半年，经过治疗，未见好转，予以影像学检查，发现膀胱肿物，医生建议手术。老人明确拒绝。故来我处寻求诊治。我询问病情，患者并没有尿急尿痛、尿血等症状，只是脐左侧疼痛。老人还有嗜铬细胞瘤病史。我查体发现患者脐左侧压痛，腰 2、3 横突尖压痛。考虑疼痛与膀胱肿物没什么关系，如不手术，观察即可，腹痛应当可以治愈。由于患者家远，年龄大。故建议患者可以针刺加中药治疗。针刺依据"膜－器一体律"，柔筋当先，取患者的腰椎横突压痛部位予以贯刺、分刺，脐左以分刺、募刺。

中药予以柴胡 6g、炒白芍 6g、炒枳壳 6g、甘草 6g、桂枝 6g、生姜 6g、大枣 6g、厚朴 12g、三棱 6g、炒薏苡仁 10g、黄芪 10g、当归 10g、熟地黄 10g，5 剂，日二服。

针刺两次，尽剂而愈。

· 歪嘴笑有可能你的肌肉忘了怎么笑 ·

正常人笑起来应该两边鼻唇沟以及嘴角是对称的，但有一部分人笑起来的时候是明显双侧嘴角不对称，这就形成歪嘴笑。这有可能是故意为之，也有可能是无意为之，也有可能是某些疾病引起，如面瘫。故意为之和疾病无须多说。这里说说正常人的歪嘴笑。

几年前有个十几岁的小朋友，由母亲领来，说发现小朋友笑起来嘴左偏2个月，而以前确定是对称的。于是观察了一下小朋友。小朋友说话、呲牙、抬眉、鼼鼻等动作都是对称的，只有笑起来嘴角左偏，右边颊部基本无动作。检查完可以确认不是面瘫，那么可能是笑时面部肌肉无法激活造成。于是予针刺地仓、颊车诸穴，结果刺毕出针即愈。

看部取穴，给点阳光，自会灿烂。

· 鼻炎的针刺治疗 ·

我在某社区做了一个非药物疗法的讲座，主要介绍了非药物疗法治疗一些常见疾病或症状。其中提到了鼻炎的问题。结果讲座结束，一大半患者咨询鼻炎问题。我的经验是大多数鼻炎针刺疗效甚好。

鼻炎看上去是个小问题，但痛苦并不小。鼻炎根据临床症状持续的时间可分为急性鼻炎和慢性鼻炎，根据病因和发病机制可分为过敏性鼻炎和非过敏性鼻炎。有资料指出我国大陆地区人口中的患病率为4% ~ 38%，不同地区差异较大。

说到针刺治疗鼻炎的研究不得不提到一个人，一个方法。"人"是北京市耳鼻喉科研究所副所长、研究员，原北京同仁医院耳鼻喉科副主任、主任医师、教授李新吾，"方法"则是李新吾教授创始的翼腭神经节针刺法。李新吾教授研究表明翼腭神经节针刺治疗过敏性鼻炎两年治愈率可达 70.4%。

我现在治疗鼻炎并不是完全按照李新吾老师的方法，还结合其他老师的方法理念综合治疗，取穴简单，安全性更高，感觉大多数鼻炎患者几次就可见效，但也有一部分患者要经过较长期的治疗才可见效，但整体疗效还是相当不错的。大部分患者针刺太阳、下关、风池、风府、颧髎即可。

按惯例说个病例，疗效太好的就不说了，很多患者针刺几次，每天早晨的喷嚏连连就飞走了。说个治疗见效慢的。一个初中男生，鼻炎多年，鼻塞，鼻涕多，每日需要一卷卫生纸。听说了我，就利用课间前来治疗，每次治疗也就一两分钟，还可以赶回去上课，有时家长停车的功夫治疗就结束了。这个患者头几天的治疗效果并不明显，但患者别无他法，又很信任我，结果随着治疗次数的增加，疗效逐渐显现，虽然中间因为天气等原因症状会有波动，但整体越来越好，逐渐抛弃了成卷的卫生纸。

大家有可能有过衣服不合适，让人很不舒服的情况，这时不需要针对人进行处理，而是把衣服给整理舒服了就行。黄龙祥研究员《新古典针灸学大纲》指出"膜－器一体律"。鼻子和鼻周围组织实际上是一个整体，症状出现在鼻子，但可以治疗鼻子的周围组织。可以针刺取穴如太阳、下关、迎香、风池、风府、翳风等穴。下关、太阳穴我一般深刺，但无须刺激翼腭神经节，别的穴分刺即可。

虽然不可能治愈所有人，但对很多朋友 1 次即可见效。

·声音嘶哑一次显效·

2023 年 5 月 9 日，一个女性略带焦急走入诊室。

此患者 40 岁，5 月 5 日出现咽痛咳嗽，5 月 7 日出现声音嘶哑，难以发音。曾经检查并输液治疗，口服西灵解毒丸、黄氏响声丸、蒲地蓝等药物。11 日单位有发布会，本人需要发言。但目前发声状态无法正常发言故心情略带急躁。

事到临头着急也没用，找到正确的方法才是正理。

问完病史，感觉问题不大。

给予颈项部分刺调气血。然后触诊手太阴、少阴、阳明三脉。发现右手神门脉大，予以右少冲刺血。再次触诊右神门脉平和。结束本次治疗。

次日复诊可以轻松发音。但声音仍有嘶哑，仍咳嗽。分刺同前。右手神门脉大，左手太渊脉、神门脉弱。故刺双手神门。脉平即止。

此后多日，患者带儿子就诊，说针刺两次后基本恢复，没有耽误发布会发言。

古典针灸学先柔筋通血脉，后调气血平脉而已。

门诊多见事到临头才寻求帮助，其实治病宜早，病重之时，不是一定能"按需痊愈"的。

·膜－器一体律治不孕·

又一个不孕患者成功受孕！

患者 30 岁，多年未孕，双方检查结果大致正常。予以针刺腰夹脊穴、志室、带脉、关元等穴。每周两次，排卵期则建议连续针刺几天。

结果针刺后，第二个月经周期即成功受孕。其实以前有些患者第一个月经周期即成功受孕。

可能自己不是不孕专科的医生，所以工作中遇到的不孕患者往往是检查没大问题，但久治不孕的患者。虽然久治不孕，但其实根据以往经验，如果年龄合适，治起来也没那么难。

黄龙祥老师在《新中国古典针灸学大纲》中提出"膜－器一体律"，器官与包裹其外的膜应该看作一个整体。"一切实质器官的病症，皆可从膜论治，这一规律被古典针灸学两千多年的实践反复验证"。

不孕可以认为是盆腔脏器功能失调，而腹壁可以认为就是盆腔脏器的"膜"。所以不孕可以从腹壁入手。

那么具体从哪里治疗呢？这里用到了《中国古典针灸学》提到的针灸原则"凡有筋急者，先去其筋急。"筋急在哪？可以用手摸，可以参考黄龙祥老师推荐的触发点学说。不过我更喜欢用《宣蛰人软组织外科学》中总结出的规律性压痛点。根据黄老师屡次提及的古典针灸"看部诊疗"的取穴规律，可以选取《宣蛰人软组织外科学》中的可以治疗盆腔，腹部诸证的压痛点进行治疗，如大腿根部压痛点，腰部和腰骶部压痛点等，不过出于便利性考虑我一般选用腰部压痛点，而不选宣老书中明确指出与不孕相关的大腿根部压痛点。腹部筋急可以用手触摸，也可以参考触发点学说。文章开头所提穴位只是大致区域，无须拘泥。此类患者如不能按时针刺，也可以服用中药治疗，但建议还是针刺"去筋急"后再服用中药。

中药基本方：

党参 10g，黄芪 10g，山药 10g，川芎 10g，当归 10g，熟地黄 10g，生地黄 10g，牡蛎 10g，香附 6g，天冬 10g，丹参 10g，柴胡 6g，芡实 10g，白芍 10g，甘草 6g。

一般认为女性 35 ~ 38 岁后会出现生育能力的急剧下降。建议有需求的女性提早安排。

筋急去，则气血调。氤氲之时，受孕无难。

· 反酸、胃痛一针显效 ·

2023 年 6 月 25 日一个老朋友来诊。这个老朋友 53 岁，2022 年底新冠之后，出现反酸，胃痛，服用了很多药物，一直未愈，近两周有所加重。她突然想起我根据"膜－器一体"写过的一篇小文章"穿小鞋惹的祸"，怀疑自己就是这个原因，故来求诊。一检查果然左侧第 3 腰椎横突尖压痛，左侧腹直肌上段可触及肌紧张。那就是很有可能是"鞋"有问题。跟患者交代病情说，胃脘痛一般见效较快，但反酸情况根据经验可能见效慢点。患者表示没问题。

予针刺左侧第 3 腰椎横突尖，左侧腹直肌上段以及相关俞募穴，结果第二天一早即发微信报喜说，针刺 1 次即不再反酸与胃痛，晚上出现久违的饥饿感，原来很久没有饥饿的感觉了。再如法针刺 1 次，嘱症状消失即无须复诊。

这个病例反酸消失如此之快，确实也出乎我的意料。不过本病例也是再次验证了"膜－器一体"。

· 调虚空治疗颞下颌关节紊乱 ·

张嘴、闭嘴、张嘴、闭嘴，好了，看看还疼吗？
咦，不疼了！

一个张大嘴耳前关节处疼痛的小姑娘在张嘴、闭嘴间疼痛消失了。

颞下颌关节紊乱病是常见病，发病率 20%-50%，其发病与精神因素、社会心理因素、外伤、微小创伤、免疫等多因素有关。是颞下颌关节及咀嚼肌群出现功能、结构与器质性改变的一组疾病的总称。国内外学者提出从躯体轴和心理轴两方面进行诊断。躯体方面主要包括咀嚼肌紊乱疾病和结构紊乱疾病。

颞下颌关节紊乱病主要表现为颞下颌关节的疼痛、弹响和开口受限。患者往往因为吃饭时或张大嘴时耳朵前面的"挂钩"疼或响而就诊。大部分患者无明显诱因，部分患者有进食硬物和长时间大张口史。

轻症可以试试关节松动术，有时可以立愈。颞下颌关节周围有筋急则关节虚空受限，不用针，用手法调节虚空也是可以的。

就如同开头的小姑娘一样。如果 1 次手法解决不了，可以多做几次或者采用温针的方法，在颞下颌关节周围寻找相关压痛点，针刺或温针。

·膜 - 器一体律治咽痛·

嗓子疼很多人都有经历。一般急性咽痛大多治疗不难，吃点药、打点针、刺点血等多种方法都可以解决。

但很多人不知道，我以前也不知道，学习徒手治疗后发现徒手治疗有效。

动态关节松动术由新西兰的一位物理治疗师 BrianR Mulligan 在学习了多位徒手治疗大师的技术后创立。他曾和多位徒手治疗大师共事，并把他自己也变成了徒手治疗大师。他经过多年的思考和实践后创立了 Mulligan 手法。Mulligan 手法在临床实践中被证实非常安全有效，很多患者在经过 1 ~ 2 次治疗后即有明显的疗效，甚至被认为像一种神奇的魔法。但治疗咽痛 Mulligan 书中没有提到。

一天来了一个咽痛患者。那时我正在学习 Mulligan 动态关节松动术，就顺手给用上了。结果不到两分钟，患者说嗓子不疼了。

治疗非常简单，就是把手指放在病变颈椎棘突上，轻轻顺着小关节面的方向持续推动，保持几秒钟，放松，再反复几次就可以了。

注意：不是所有的患者都有效。鉴别也非常简单，一是问问病史，看是不是有可能是适应证，二是花几分钟做一下，然后就知道了。

"打败你的不是无知，而是所有你所知的事情并非事实。"

这是《拮抗松弛术》书中的一句话。书中还说："提升技能所仰赖的不是'天分'而是'投入'。"

用拮抗松弛术也可以治疗嗓子痛。

治疗很简单，因为医生"唯一要做的就是帮助病患摆成最舒服的姿势"。如果患者嗓子疼，则医生只需调整患者头部姿势，让患者的嗓子不感觉到疼痛，然后维持 90 秒即可。我的经验是左侧疼则向左略低头，右侧疼则向右略低头即可。

治疗多例，轻症疗效不错。

还有肌肉能量技术也可以治疗咽痛。麦特兰德关节松动术也是可以的。

较重的患者手法不会即刻见效，可以针刺治疗。

可以把咽做器，把咽外组织作膜，调膜治器。

·腺样体肥大的针刺治疗·

门诊上经常有家长问"腺样体肥大"不想手术怎么办？我一般推

荐试试针刺。虽说腺样体的肥大在 10 岁后会萎缩并最终退化，但鼻塞，张口呼吸的 10 岁孩子门诊也常会见到。经过治疗能够维持呼吸道通畅即可静待退化。

我门诊上腺样体肥大的患儿主诉一般是鼻塞，张口呼吸数月或数年。针刺治疗也很简单，看部取穴，取穴和鼻炎治疗相仿，取腺样体周边穴位治疗即可，如太阳、下关、翳风、风池、风府等穴，一般几次即可明显见效，见效后，建议减少治疗频次，维持治疗一段时间。如有感冒后鼻塞可以再次治疗。

小朋友虽然很多恐惧针刺，但能来门诊的小朋友，细针轻刺，大多还是能够平静的接受。我门诊使用 0.18mm×40mm 的一次性管针，还是可以见到很多"淡定哥""淡定姐"的。

同样部位的病同样的治疗，临床上翻来覆去几种治疗方案，有时觉得也很无趣，但用无趣的方法解决很多久治不愈的小问题，就很有意思了。

· 双睑痉挛显效一例 ·

有患者电话询问眨眼能治否？答曰："看看再说。"只有电话主诉，没见患者，没询问病史，往往难以确定病情。后患者如约前来。

患者男性，74 岁，自诉反复眨眼 8 个月，影响视物，外出行走需要拄杖，并被人牵引。寻求多处眼科、神经科诊治，未见显效。视诊可见眼睑痉挛反复出现，并伴有轻微口角扯动。根据症状病史考虑"梅杰综合征"。梅杰综合征属锥体外系疾患，是肌张力障碍的一种。与患者交待病情后，患者家属表示自行网络搜索也觉得症状表现像是"梅杰综合征"。

　　这种疾病我治疗较少，没有成熟经验，疗效也不是太确定。但根据"看部取穴"原则，治疗方案不难确定。取眼周，颈项部诸穴即可。

　　结果治疗1次即明显见效，患者次日复诊先给予伸大拇指点赞。治疗1周，患者自行前来就诊，无须帮助，自己觉得已经无碍。但视诊仍有低频较轻微瞬目表现。

　　本证我治疗不多，能否都收到显效还不确定，但治疗简单安全，不妨一试。